suncolor

suncolor

病從排寒解

22個自主排寒關鍵，教你從飲食入手，
徹底預防新病、根除舊疾、溫養一生！

排寒先驅 李璧如醫師——著

suncolor 三采文化

排寒見證者　推薦

李醫師以實際臨床為根基，開展出「排寒理論」，這是一套可實踐與驗證的理論，已在無數病患包含筆者身上得到實證。一般而言，理論的產生過程非常漫長，因為無論是觀察或驗證，都要透過嚴謹的程序來進行，但，理論可能會因為推演過程不夠嚴謹或是存在著某些限制，因而無法發展完善。李醫師的排寒理論已行之有年，但應用時，可能會因病患對其不熟悉甚至誤解，或是受到內外情境因素的影響，而無法將之應用得當，最終難竟其功。其中最難克服者，莫過於習性的徹底翻轉以及對於生活細節的全面觀照，也因此李醫師才嘆：此道非信徒難行。

李醫師的排寒理論，強調身心靈一體同治以及不刻意處理排寒過程中難以數計的症狀，只須靜心觀察，等待病程走完。而此理論的應用，對熟稔的病患而言，則更像是一門生活藝術，需要病患的自覺並配合對醫師衛教內容反復耙梳後，從中得到正確理解與信心。循此，筆者如是終能安度疾病難關。

李醫師更率先將理論化為初學者實踐的十二字箴言行動綱領，並將難以索解的醫理病理，透過一個個血肉醫案，鮮明活潑地解析透徹，讓讀者因為理解而身心安定，無所怖畏，甚至能自我負責，進行自主排寒。

李醫師以實際臨床經驗，分享於網路，已歷七、八年，全球中文讀者均受其惠，追隨親證者更不計其數，身為病患，過往所歷的排寒反應，一幕幕又浮上心頭，然真心有感，識者若願潛心實行，這確是邁開真正健康的第一步。

——**陳民晏**／中國哲學研究所博士生

李醫師累積的臨床診療筆記與對談，無償衛教如何簡易改變飲食作息，來調整身體，改變心性，進而能敏銳觀察與身心對話。當能明確知道外物和健康間的互動影響，我們得以前往身心都清明不受干擾的方向，用簡單的大原則就可通用於所有人來照護身心。照顧好自己，便是最好的影響與改變世界的方式。

——**簡毓容**／合田瑜伽館負責人

過去一年，承蒙醫師衛教再三提醒，於是我學著注意保暖，之前只知道注意飲食，不食冰冷，豈知有所不足。開始留意日常生活的保暖後，孩子的身體狀況明顯變得很穩定，感恩您對我們全家健康的幫助。您藉由文字分享生命的智慧，多年來，讓我對生命／人性／親情／自律等各面向的認知，都有更透徹的看法，這條路還有好多好多事要學習修煉，但我看到自己的成長，非常感恩！

——**簡千佳**／AI．Book愛相簿網站創辦人

接觸您的文章五年多來，自己的脾氣真的轉變很多，醫師您講的話也完全聽得懂聽得下，這五年來光是閱讀您的文章並執行十二字箴言和戒水果、不吹冷氣風扇，您就已經拯救了我和兒子的生活以及生命了！心中總是時不時浮現「生我者父母，再造我者李醫師」，每次看到您的回訊，總是讓我紅了眼眶……文字很簡短卻很溫暖，字字句句都打中我目前的情況……。

——**陳佩利**／荷蘭臉友

今天我大概看了十幾遍醫師的發文，您的文字堅定而有力度，就是這樣成為我們指引的明燈，而醫師不停寫著案例的衛教文，有形無形地影響著許多無奈無助的病人，讓更多人在遇到症狀時有信心讓它走過，令人感動。孩子也懂得症狀發時，不哭不急，做些處理後，就靜心等待；他們知道即使在遠方，您仍關心著～

——**尤薰嫺**／台東三寶媽

認識並且實踐排寒之後，明白所謂的感冒或發炎，追根究柢皆因身體長期遭破壞，變得非常寒涼，那些症狀只是排寒自救。我明白必須為自己過往糟蹋行為負責，所有現在身體的狀況都是當初種的因，所以我可以很安心地經歷這些不適。並且清楚知道只要我停止再種寒涼的因，就不會一直承受身體不適的果。

我終於取回身體的掌控權，生活變得很簡單也不恐懼。

——**謝筠慈**／紉秋蘭手工坊負責人

【作者序】

參與正道，落實一場寧靜的意識革命

李壁如

我行醫至今廿年，這套排寒理論[1]是從臨床中發現的真相與道理。而此理論從發現、試誤、確認到建構成形，迄今八年，這期間我也經歷生命的谷底，即使如此仍持續臨床，始終與病患在一起，格人致知，幾乎同步分享我的發現（還不確定的，當然會暫緩發表，等累積夠多案例，才會踏實認定），五、六百萬字欸，有時想想真是瘋狂——可是我很清楚，現在不寫，這個案例或發想就會從宇宙中徹底消失——所以我只能拼命寫，寫到在鍵盤前打瞌睡，起來繼續寫，真的是耗盡心頭血。

十年磨一劍，醫海無涯，到現在根本還沒摸到什麼邊。但我斗膽與大家分享一些心得，一方面是衛教，我始終認為教育是醫療中一個非常重要的環節；大眾若對基本的醫理病理，有所理解，知道疾病發生的成因，自然較能心無怖畏，靜待流程走過。這樣同時也能開展一種對自我健康負責的終極態度。

另一方面，我當然希望更多人了解並且運用這套理路，尤其是正式行使醫療行為的醫者以及一些正派施行自然療法的同道，若能配合這套方法作衛教，便不致醫一半，療效更為持久。

這套理論旨在提示一種生活態度，是治未病的寶筏；看診不是重點，許多未曾就診的網友，即使遠在海外，依旨奉行，也都得到良好成效，例子不勝枚舉。

至於經我診治的病人，他們以肉身投入臨床實證，有些之後還寫糟蹋史、病程報告，讓我分享大眾，他們參與臨床，在理論建構的初期階段，貢獻良多。現在資料也都陸續出來，大眾只要願意潛心深入，自會有所收穫。

只要你遵十二字箴言、戒絕生冷，並且保暖，身體即會自行啟動排寒機制，毋須任何藥物。臉友分享，在在是明證。

有些人心智脆弱，非要找到依靠；排陳寒用藥是多精細，須方方面面考量，仔細搭配，這需要多少經驗累積，豈是輕易？

排寒永遠是自己的事，與任何人無關。醫生只是備位，臨時有狀況時找他幫個忙，幫什麼？當然不是讓症狀消失，只是幫忙疏通（多的是外治手法，如導引、推拿、刮痧、拉筋拍打、熱敷熱熨……），溫通行氣，或者稍稍提拉體氣。

許多人就從這裡，從意識革命下箸，進行一連串的改變，千里之行始於足下，一旦你開始了，那轉變就是成長的推手。

一個人會變成怎樣，坦白說，只有他能決定，他的心念，時時刻刻都在形塑他周遭的一切物質世界，只有反觀內在，收攝向外抓取的心，往上提升，才能穿越現下困境。

病，是個介質，直通靈性淨化之路，就從打破對待肉體的慣性模式開始，再進行生活習性的改變，最後深入微細層面的心性與習氣的破除，開心，也開眼界，一條嶄新的生命之路就活潑潑開啟了……。

排寒有其次第與層次，但因人因時因地而無法標準化，須小心審慎地進行，尤其先天不足、生命初始即住過加護病房的嬰幼兒、長期服西藥的老人、多重慢性病患者以及某些隱匿性疾病患者，都要特別小心。本書僅是初階一般介紹，較深入的闡述，留待日後再行出書。

這些年來，有多少出版社找我出書，但我始終拿不出手，即使已寫了數百萬字，總覺還沒到位。何況，我要寫的是有生命滋味的內容，不是枯燥寡淡的知識堆棧。

直到三采出版二度找上門，我也實在受不了——因為寫得太多，連我自己都很難翻找舊文，何況心急如焚的病友？雖然如我所料，一般編輯根本無法立即消化這幾百萬字，好在老天還是幫我預備一位很棒的幫手，熟諳我所有書寫內容的病患，沒有靖旻的支援，根本無法臨陣校正大綱，並填充適當的內容。

感謝一路走來，同行的病患、臉友，你們願意給這個法一個機會，經年努力，從而證實有效。這是天地餽贈的禮物，如陽光空氣水，理應廣傳週知。

感謝三采團隊專業護持，汝雯費心周折，讓這本書得以面市。

---

1 理論：理論又稱學說（Theory），是人類對於自然、社會現象，按照已有的實證知識、經驗、事實、法則、認知以及經過驗證的假說，經由一般化與演繹推理等等的方法，進行合乎邏輯的推論性總結；當人類藉由觀察實際存在的現象或邏輯推論，而得到某種理論，無論理論的規模大小，都是全人類的重大成就與資產。

目錄

第2章 常見的錯誤食養觀念與態度

第3章　一生受用的排寒溫養大法

依生命歷程分類

第4章 季節排寒與食譜

四季溫養食譜

第 1 章

百病根於寒

寒主收引，使人肌肉筋膜、神經血管，
內部組織全都縮成一團，
故氣血不流通，自然變症百生。

01 寒氣是百病之根

寒氣是一股具體能量，主收引、凝聚。風寒之邪未淨或治不得法，衍生諸多疾症，正是許多大病的前行因素，而我證諸臨床的確如此。寒氣致病是很簡單的物理學，即熱脹冷縮的原理。熱會擴張，寒會收縮，使人肌肉筋膜、神經血管，內部組織全都縮成一團，故氣血不流通，自然變症百生。

寒氣襲人，以各種方式表現，不一定是我們熟悉的上呼吸道症狀。輕則煩躁、易怒，難溝通，口乾舌燥、手足心發熱、便秘、脹氣。中則各種痠痛，睡眠不酣，多夢驚悸；嗜臥，莫名疲累；眩暈、嘔吐。重則各種血症，五官、七竅科疾症，以及牽連錯雜的多臟腑疾症。

寒氣從表（皮膚）、從七竅（眼、耳、口、鼻）出最便捷，所以常見出疹、皮表腫脹紅癢痛；眼癢、眼腫、紅赤，耳癢、耳痛脹悶；口角炎、牙齦腫；流鼻涕、鼻過敏。例如蕁麻疹即是最輕淺的風邪之疾，最好在病初起，即予迎頭痛擊，以免遷延日久，遺留後患。萬一失治，致表邪內伏，與氣、血、痰[1]、溼、瘀鬱結，加上情緒煩悶，夜難安寢，均可導致氣機不暢，臟腑功能失調，瘀熱內生，壅滯於肌表脈絡而發為慢性蕁麻疹，不僅診治費時，亦須加倍耐心，才能根治。

寒氣淤塞在裡，所以肚腹一層肥油，硬且冰——中焦陽氣不運，當然便溏、肥膩冰冷。寒氣淤阻經絡，於是肩頸痠痛、腰酸背痛。寒氣日久，加上藥毒、冰飲為害，損傷心脾腎陽，以致迴轉無力，淤塞末端，必然頭皮油臭、口臭、腋臭、陰臭、腳臭……等，齁聲震天、溏瀉虛汗出。

過敏、慢性病，其實就是寒氣沒有即刻處理且一直被壓抑於體內，以致全身臟腑經絡不通，在這種狀態下，乍看是熱（急慢性發炎），其實病根還是寒。例如感冒沒處理好，寒氣更往裡積壓，無處可排，變成久咳不癒的慢性支氣管炎。陳年之疾如糖尿病、高血壓、氣喘、癌症這類慢性病，都是在新病、表病階段沒有適當處理，病根再往深處積壓，加上體氣[2]越來越差，於是體內呈現慢性發炎的狀態。

沒有「熱性體質」，只有「寒鬱化熱」

依多年臨床經驗來看，天底下沒有「熱性體質」，只有「寒鬱化熱」。真正熱的，只有天上的太陽！越怕熱、越喜歡冷飲的人，正是裡寒特盛，寒氣無法洩越，以致鬱而化熱[3]，這種人多半是大病的潛在候選人。人體血脈須要溫通，靠心腎交通運作，生發陽氣[4]，溫煦全身各臟腑器官。怕熱口渴只是寒氣閉鬱所致，絕不能因此貪涼飲冷。

寒氣在體內堆積、流竄，沉積日久，就像休眠的火山，壓縮緊實，伺機坐大。尤其氣血無法流通之處，即是癌瘤的原始培養基，所以我提出寒氣是百病之根。雖然可能因時間或其他因素，糾結日久，演變成更複雜的問題，可是任何疾病的開端，一定有個寒根在那裡，經過幾十年的誤治、謬治，加上飲食生活不節制，身體那有不搞壞的？

寒氣的來源

我將寒氣的來源分為「闖進來的寒氣」、「吃進去的寒氣」、「自己製造出來的寒氣」三種。

闖進來的寒氣包含自然氣候嚴寒、人為冷氣、錯誤的冰敷觀念以及邪穢之氣。

一年四季，冷氣無所不在，盛夏許多莫名怪症，多與不自然的冷氣有關。試想，乍從室外熱燠高溫，汗涔涔地衝進刺寒的涼冷中，會是怎樣的一番光景呢？有人晨起不披衣、赤足踩地，寒氣從腎經長驅而入，尤以小朋友最忌諱，怪不得老是流清鼻水。生活細瑣無法一一道來，只能再三提醒，寒氣無形無色，但它的確具有質量，很容易讓人疏於防備，年深日久，氣鬱結瘀，形成體質，乃是必然。

人是恆溫動物，胚胎在母體三十七度左右的溫度孕育而生，表示這是人體運作的最佳溫度。故人不能違反自然，因此冰冷飲食，包含西藥、常溫水果及任何低於體溫的食物皆會損耗陽氣，屬吃進去的寒氣。一時貪涼飲冷，身體必須耗費更大的能量，來把這些負質量排空、釋放出去，以維持適合生存的人體溫度，因此我反對任何低於體溫的生冷飲食。

自己製造出來的寒氣乃三種寒氣中禍害最深者，情緒、壓力皆屬之。

傳統中醫處理情志病，有豐富的臨床經驗，例如明末清初擅治婦科名醫傅青主以「開鬱種子湯」處治嫉妒不孕，此處「嫉妒」廣泛代稱所有因情緒不快，導致的肝氣鬱結，心脈難以舒通，腰臍氣機不利，帶脈阻塞，因而難以受孕。

又如所謀不遂的怨鬱，一股沒處發抒的悶氣，堵在氣脈裡，一步一淤塞，原本滑利的脈衝，變得滯礙難行。沉積在意識底層的憤怒，久而氣結成瘀，在體內阻礙氣場流通，形成實質的癌瘤。

現代人生活條件受限，有形存在空間與無形心理空間皆過於褊狹，種種壓力相逼，五志化火，臟陰不足，內鬱化熱生燥，每每形成肝氣鬱結、肝陽偏亢[5]的現象（交感神經緊繃）。這緊繃和寒氣一樣，都會讓人筋膜肌肉收縮，氣血不通。所以，作為一個人，不論心靈的情緒垃圾或加諸肉體的病邪，都須要時時清理，儘可能不要囤積。提升體氣，有了熱能，才有能量去活絡與運轉這個衰憊的肉身，積年的垃圾開始出清，生命也就有了出口。

排寒治未病，讓身體自然運轉

人體是一座設計精良的生化工廠，如果沒有太多人為干預，它會自行運轉，自我療癒。總在出入之間，不斷取得新的動態平衡。過則瀉之，如出疹、發燒；不足補之，如心臟無力搏血上升，必須升高血壓乃能上達末梢，就像天陰晴雨，再自然不過。

我診病一概只抓主證，不在枝節上打轉。提綱挈領，方向抓對了，這個那個毛病，統統畢其功於一役。方法就是提升體氣，佐以藥物，順其勢而導引，邪氣必須給它出路，總之就是要清除鬱邪。除邪過程有時會很辛苦，因為必須破壞原先的恐怖平衡，讓病邪盡數發出，才能取得健康的新平衡。

病怎麼來就怎麼去，這是因果，總要付出代價。在身體排解的運轉過程中，會經歷不適，出現有違正常態的類病癥，請勿用現代醫學的思維對治，一味壓制，隨意用藥（無論中西藥），只求快快解除現症痛苦，硬生生斲斷身體自然運轉的節奏，徒留後遺症，無益大局。

身體自然排解需要時間，我們只須給予支持，靜待時間流逝，疾病的過程，正是不折不扣的「淨心之旅」；燒到最高點、痛到最深處、咳到最難熬時，通常就是即將翻轉之時，下一秒鐘，可能就一片風和日麗。這時需要堅信到底的信念，相信身體能自行修復，別只想依賴醫生。若能提升內心的淨化程度，肉體的波瀾必然隨之而滅，內外交感，如桴鼓相應。

每當病人回報服藥反應，我總是豎耳傾聽，因為不知會擦撞出什麼火花。有病患僅服感冒藥，竟自鼻腔排出陳年膿血塊；從子宮排出穢物、從尿道排出結石者，更是不勝枚舉。症狀變化百態，皆夢幻泡影，正氣提升後，排邪能力增加，「病」得更嚴重，但之後會減緩，然後邪越減，症狀也會遞減。每個人條件不同，會怎麼反應，因人而異，過程多長，跟你曾經如何迫害它一樣，我無從知曉。作為醫者，只是努力恢復病人身體的「本來面目」罷了！

這套排寒理論是提示一種生活態度，是治未病的寶筏；無論肉體層面、心智層面，都須徹底翻轉，沒有面對，就沒有解藥！你要面對的不僅是疾病，更困難的是那些卡得死緊，一知半解、謬誤百出、根深柢固的積習與對現代醫學的執念。比石頭鋼鐵更難摧毀的，正是我們的心念啊！信、願、行，最終你會成為自由的人，心智開放、肉體自行運轉，毋有恐懼，從此不再受制於外在事物（包括人或藥）。

排寒調理過程中，初期排的是表淺寒氣，繼而排積存的陳年寒氣，一段時間後，身體會變得非常敏感，只要偵測出有害物質（表寒、新寒等），就能立即排除。在未病——還沒有明確病癥出現之前，頂多只是某些功能運作失調的階段，趕緊根本調理，從癥結救起，這才是治未病的大旨。這也是為什麼我強調治未病，必須日積月累，從生活細節下手，點點滴滴匯聚，造就自己的健康。

這是一套從臨床中實證的排寒理論，看似繁複綿密，實是以簡馭繁的思考，根結旨歸就在恢復人體的平衡機制；當然，如同業力，寒氣始終清不淨，但若注意保暖防寒等生活細節，至少新寒易除，不會久滯為患。一般人對病理無所知，不知疾症如何轉化，因而心生畏懼。一旦你明瞭排寒的原理，從此謹守十二字箴言、戒斷水果、西藥、冷氣，由保暖開始，耐住性子，每日實踐，堅定挺過排寒風暴，就能拿回身體的主導權。

註釋

1 痰：狹義的痰，指的是咽喉氣道間的病理性分泌物；廣義的痰，泛指體內未能及時排出、堆積在組織間的代謝廢物，如水溼痰濁、血脂瘀阻、瘿瘤結核等。可與六氣（風寒暑溼燥火）結合，而產生不同化生物。

2 體氣：立基於肉體物質基礎上的整體能量狀態，原則上身心一體交感，如若體氣不足，心智層面亦可能隨之弱化。而此能量水平狀態，常受各種寒氣陰邪（具體的內外寒氣、情緒創傷、環境空間的負能量、過勞、意外傷損等）因素波動所干擾或壓抑。

3 化熱：本書裡的「熱」，通常指的是，一種無法及時宣洩的寒氣，所造成的鬱熱，日久有時會形成西醫所說的「急慢性發炎」，也就是一種「新鮮垃圾堆久了，來不及代謝，因而發臭發黴」的概念。

4 陽氣：《素問．陰陽應象大論》：「陽化氣，陰成形」。陽氣乃化生身體運作所需的能量，是功能體；陰（精血津液）形成看得見摸得著的肉身。精血津液轉化為氣，需要陽的氣化；由氣轉化精血津液為具體形質，有賴陰的成形作用。

人之生長壯老，皆由陽氣主宰，是人體物質代謝和生理功能推行的原動力，陽氣決定壽夭生長。陽氣溫養全身組織、維護臟腑功能。虛則生理活動減弱或衰退，導致身體禦寒、抗邪能力下降；亦無法協助精血津液形成具體物質，遂成陰陽俱損。《內經．靈樞》：「人到四十，陽氣不足，損與日至。」隨著年齡增長，身之陽氣逐漸虧耗。

5 肝陽偏亢：由於肝腎陰虧，肝陽升動，所表現的一種上盛下虛證候。常見於高血壓、卒中患者。

【排寒問診錄】

排寒意涵易遭誤置，識者勿入歧途

Q

請問是何因緣讓您想到，排陳寒要先杜絕新寒入侵，全身做好防寒保護，身體自會啟動排寒機制呢？

A

透過臨床，見證病人排病過程，讓我深入病理核心，從而發現疾病的原貌，再花幾年時間，慢慢整理出這套排寒理論。以前我也跟大家一樣，喝精力湯、牛奶，還吃水果，一年到頭穿短裙涼鞋，可是經幾年調理，身體漸漸恢復了感知與靈敏度。

基本上，我還是**把這套理論定義為，未病時自我保養、調理的知識與方法**。之所以花這麼多時間把病理病因寫清楚，無非是想讓大家透過理解，消除心中恐懼。

拔除恐懼，便可靜心等待症狀走過，從而消弭許多不必要的誤治，以及因此產生的諸多糾結。

初期的排寒像解凍，表層寒氣釋放後，底層包覆的陳寒會慢慢釋放出來，這過程因個人過去生活史、病史、治療史的差異，產生各種複雜的變貌。

有時寒中帶熱，這個熱（慢性發炎）其實還是寒氣的變形，寒極鬱熱，可能會想吃點涼的、衣服不想穿那麼多，種種一般寒氣重者的反應，這也不足為奇，想怎樣就看著辦，始終要記住：守住大綱，不要脫軌太遠，待這個階段走過，熱氣消釋後，身體反應會更上層樓。

排寒過程確屬不易，是個人心性極大的考驗，要能恆持、不畏流俗，某方面其實是反人性，人性本從眾、好逸惡勞，改變、拔除根性，這是多大的工程啊。但若為長遠計，這條貌似孤獨辛苦的路，卻是一條最簡明的康莊大道。

02

十二字箴言：戒「冰冷寒涼、燒烤炸辣、濫補濫清」

何以要戒「冰冷寒涼」？

臺灣地處亞熱帶，我們很容易不小心就放鬆警戒，誤食生冷；尤其天氣熱到爆時，冰冷或涼性食材，更易入口。看診時總有病人向我告解，錯食什麼，出現什麼反應，實在族繁不及備載。三、五顆小小的櫻桃，大男人吃了都胃中痞塞，必須直灌熱茶，後來腹瀉才解。夏天灌常溫礦泉水，就準備腹痛排稀軟便吧！古代奉茶，夏暑遠途跋涉者，必在其茶水中灑上少許米糠，不欲其速飲，思之不無體恤與護生之意。

已經微調、體氣提升的身體，感知靈敏，它會用各種方式，如頭痛、噴嚏、鼻水、咳嗽、胃痛、腹瀉……等方式，從體表、從七竅，自行排除外來的寒氣或邪毒。這些都不是「病」，只是身體的自救行為，給它能量，讓氣塞消融、排出體外，就能恢復平衡了。

一位十二歲鼻過敏嚴重的小女生，一進門，不必把脈問診，就被我一條一條算出她有那些毛病。被我這麼一嚇之後，她居然能在朋友吃冰時，別過頭去哭，就是不再碰冰冷。暑假過後，硬是長高兩公分、瘦了兩公斤，肚子游泳圈消失，腰線出來了。她爸爸複診時問我：「以後真的不能吃冰了嗎？」，我桌子一拍：「廢話，當然不能！」

這是一條不歸路，發現身體自行運作的美好韻律，會明白一切都值得。**任何食物飲水，只要低於體溫，吃進肚裡，就會消耗我們的能量**。即使夏天，常溫水還是低於體溫，一樣耗散元氣，初時無感，久之寒氣必積聚，遑論退冰、去冰的飲料、水果。冰過的食物，藏有寒氣，即使退冰，寒氣仍在。夏天一樣要溫熱飲，有人會因而出汗，這樣也能多少排一些溼氣。

有一對姐妹花病人，妹妹長年「鼻過敏」，經三伏貼及服藥，即見顯效；姐姐則長年為痤瘡所苦，尤其下頦部位。治療一段時間後才無意間發現，原來他們家習慣早餐喝冰牛奶，不論風雨寒溼，經年如此。這怎麼使得？真是苦了那堅強的鐵胃，也傷了脾肺陽氣，姐姐更是寒氣凝於胞宮，怪不得陳寒如此難解。

某位溼熱頗盛的病人，原來有個習慣，早起空腹必喝一杯冰涼的奶茶，再展開一天的生活，殊不知寒涼傷了脾陽，導致脾失健運[1]、運化不及而堆肥，甚至疲態百出。不要說感冒咳嗽時不能喝冷飲，一般情況下，中醫就是反對冷飲，因為不自然，傷陽氣，久了當然動搖根本。

有患者去參加健康飲食推廣，推廣者是位曾經罹癌症的女士，據說她因改成生食才得以存活。因此鼓勵大眾多生食，如苜蓿芽、小黃瓜、紫高麗菜等「健康飲食」。這位女士一日兩餐生食，長期下來喉中有痰，是溼毒，後來調整為只吃早餐，不過仍堅持喝精力湯和生食。

我認為當年可能種種原因，比如以前喜熱燥炸烤飲食，且體氣較實，所以生食矯正，救了罹癌的她。但長期下來，年紀漸長，體氣漸衰，消融生冷寒氣的能力退化，日久必然為害匪淺。

何以要忌「燒烤炸辣」？

年輕男女嗜食炸辣，好肥甘，加以冷熱不調，或情懷抑鬱，身體處在慢性發炎的狀態，易長瘡瘍癰膿。癰疽疔癤看似熱證，其根實為寒為虛，若根結不去，仍嗜食燒烤炸辣，病難盡解。若成膿，一般多以外科引流消炎處理，如此寒溼毒熱雖隨膿出，可麻醉藥及消炎藥之寒毒亦隨之而入，至於過用寒涼，以致腫硬根腳難消之流，當然只有開刀一途，所遺禍害更大。

我自己偶有類似經驗：吃了一些炸物（一條菜豆、一小塊蕃薯），及含辣椒的食物，左側頭皮冒出一粒疔癤，晨起稍消。當晚又吃兩小塊芝麻餅，左耳開始隱痛，那痛勢逐步增強，回家累得昏睡過去，早上醒來，發現耳後一粒小疔已成形，而且聲音微沙啞……。

適逢週日，我吃了幾包爸爸配的藥，痛勢已減，疔癤已消。這是風火相搧[2]所致。所有具體物質皆蘊藏能量，食物尤其明顯，而且隨處置方式而改變質能，生熟異性，大家耳熟能詳；但「橘逾淮而為枳」，可能就被輕忽了。

生冷固然不宜，燒烤炸辣也還是少碰為宜。例如：麵包、餅乾、薯條、科學麵、蠶豆酥、花生糖之類，經高溫處理過的燥烈食品，能助熱動火、傷津劫液；溼鬱的人氣機不暢，在不流通的情況下，再投入燥烈物，這樣一攪和，瘀結於焉形成，易令急性發炎或感染加重、擴散。

燒烤兩字的重點在烤，以紅燒手法烹煮沒有問題，小烤箱加熱一下也行，只要不烤到酥脆的程度即可。寒氣未除，拘僵覆表，過度食辣只會更添鬱熱，寒鬱化熱體質者，更應避食。病從口入，證諸臨床，洵然不誣。

何以不能「濫補濫清」？

一般人到四、五十歲，職場、家庭蠟燭多重燒，先天本錢已虧耗殆盡，前更年期是最佳的調理時機。同樣攝護腺肥大的症狀，四、五十歲與六、七十歲的用藥效果就差很多，前者短期見效，後者要吃更多、更久的藥，效果才會出來。

但調補必須有章法，不是自以為缺什麼補什麼。人在不同進程，體氣經脈鬆柔程度不一；加之不同節氣，身體有方方面面的考量，經常不是我們表相所見，豈是別人吃得，我也吃得？那極可能是你的毒藥，千萬謹慎。

沒有醫理為基礎，補藥可能是毒！

西藥、中藥、保健食品，醫師開的、什麼人（電台、購物台、隔壁歐巴桑……）推薦的、自己買的……這些藥究竟是在促進還是戕害健康？臺灣人喜歡嗑藥，把藥當「食物」的習慣，真令人嘆為觀止，不問體質、病因，只要認定這是「好」藥、有益於人體，就儘往口裡塞。

一位開銀樓的老大哥，非常喜歡中醫，到處上課，也自行配製補藥，一做就十斤。他遵從某老醫之秘法——每服各色丸劑均加入紫河車兩付（現多以豬河車代之），不但自己吃，也和他的顧客分享，這很像在菜市場買東西，問題是這不是健素糖，是藥耶！

此君六十出頭，最後因急性膽囊炎遷延誤治往生。他一開始堅拒西醫，也沒找對有緣中醫，後終送至西醫。起初被誤診為癌，一家醫院認為是肝癌、另一家醫院認為是膽囊癌，開刀後發現都不是，只是膽結石！

他的原始病因應是誤信某老師的「限水」觀念，每天喝幾小杯老人茶的水量，加上未對證根本治療，濫服補藥所致。他特愛中醫、卻也莫名其妙死於中醫！中醫最引以為傲的不是藥，藥人人可得，藥商、藥鋪、學過皮毛中醫者，甚至在菜市場，誰都能琅琅上口，隨意開幾個方治病。沒有縝密的醫理為恃，用藥施之於人身，豈不危極？

寒氣重者，豈能長期服用黃耆？

臉書讀者想改善異位性皮膚炎孩子的體質，天天在湯中加一片當歸、黃耆、紅棗，問我可以嗎？當歸、黃耆、紅棗，當然不適合長期日日吃。

事實上，寒鬱於裡、非常怕熱的人，若長期服用黃耆，恐怕更不容易散熱，不流汗，導致裡寒更甚。體虛失眠的人，服用一段時間後，更是氣有餘化火，只怕陽亢[3]更甚。曾有病人，誤吃十全大補，以致胸悶失眠，為什麼呢？

第一，外感隨時可能襲人，潛伏期一般人不易察覺，此時若吃了補品，尤其像黃耆這種藥材，雖列為食品，但它的確具有藥性，容易鎖住表氣，風寒無從外散，悶鬱在內，該從表解的異位性皮膚炎、鼻過敏、氣喘……，怎麼會好呢？

第二，失眠很大一部分原因是心血、肝血不足，陽氣外越，應該設法讓該歸藏的潛降下引，而不是再用這些升提藥，引動浮陽，躁擾生事！

黃耆是窮人的人參，然而中醫運用黃耆，必定方方面面考量周延；殊不知沒有醫理為基，中藥豈能發揮大效？取中藥而用現代醫學藥理來詮釋，讓人每日服用，長此以往，必生弊端。

感冒潛伏期誤吃補[4]，怎麼辦？

若感冒潛伏期誤吃補，「邪束於裡」，風火升動，這時應該設法清解，同時解表。

1. 可用陳年老蘿蔔乾切片，煮水溫熱服。
2. 黑豆一把、甘草幾片，煮水溫熱飲，濃淡依各人體重、病情輕重增減。
3. 用溫熱的花椒、胡椒、肉桂，或薑蒜末，敷貼在足底湧泉穴，引熱下行。
4. 拿杜仲茶濃煎當藥飲，引浮越氣下行；另溫水泡腳小汗，使氣鬆解。
5. 用薑或蔥白煮粥，熱服，溫覆取汗，外束的燥熱稍微鬆動後，立即解表。

隨意清肝退火，增加身體負擔

虛人容易「上火」，勞累或食燒烤辣炙餺，即出現口瘡潰瘍、口臭、痤瘡、口乾口苦、失眠等火熱症狀，乃因長期過勞，致使精血等基礎物質日見虧損，體內氧化代謝產能燃燒太過，所出現的虛耗現象，一如機器久用，馬達過熱。

某病人牙痛發口瘡，媽媽認為是火氣大，所以煮了大黃瓜排骨湯，一吃就不自覺冷了起來。

嘴破是身體對付寒涼的霹靂手段，引僅剩的陽氣腎火上揚，以茲警示，所謂的「退火」，反而導寒涼入體，增加身體負擔。

另一位患者說他肩背痠痛甚，疲累得緊，全身還泛發很癢的汗皰疹。我看了他的舌：淡胖有齒痕，中間有層白膩苔，脈沉緩，整體說來是虛證，而且排便一向濡軟，這是脾虛，可能進展成肝病的先發階段。病人的太太說，公公婆婆常熬煮清肝的草藥，放在冰箱要兒子喝，他經常就這樣冰冷冷地喝了。唉，這肯定越喝越糟，再搞下去，脾的陽氣冰消了，肝病就形成了。

脾病及於肝，這是土虛（脾屬土）無法再承受肝木（肝屬木）的剋制。打個比方，木長在土地裡，土虛了，如同土石流，木也無所依附，一定跟著倒。而且，脾的主要功能就是運化營養，要完成這個工作，需要動能，土必須是溫暖的，寒冰之地無法生養萬物。未經辨證隨意喝清肝草藥，就像一直用清涼之物來澆灌這個已經貧瘠的脾土，如何再有溫煦運化之力？

世人只知保肝、清肝，凡藥皆毒，不明藥性，不辨體質，妄服藥物，這會吃出大毛病，想要養肝，卻先傷了肝所寄的根本！中醫治肝病，古言：「見肝之病，當先實脾」，脾功能好了，肝自然不會出大狀況。平時戒冰冷寒涼，不亂吃寒涼藥物，起居有時，情志和調，那會生什麼大病呢？

千萬不要執意迷信「清熱解毒、散腫潰堅」——不必儘把注意力放在一大塊白布中的小黑點，例如腫瘤；應該放在那一大片沒被污染的白（正氣）——只要正氣提升，腫瘤安在原處不致為害，甚至可能消失。腫瘤本是體虛所積留的垃圾，氣血上來自能沖刷乾淨，這樣才有一線生機啊！

人體講究中和，沒事吃什麼清肝藥？這就是「不要濫清」。過用寒涼，傷了平衡，必然出事。中醫用藥君臣佐始互相搭配，務求穩當，豈可不經辨證，單味草藥大量服用？

來看看幾個未就診吃藥，自主排寒的案例。

素未謀面的皮膚病患臉友A說：「多年來類固醇、抗過敏藥物不斷。五、六年前開始遵循十二字箴言排寒，一步步戒水果、冰冷食物、注意保暖，皮膚狀況越來越進步。藉著反覆耙文，堅定信心，後來舉凡針眼、發燒、疹子、腰痠、腳痛，甚至腳底水泡流湯，都能明白是排寒現象，也知道該怎麼處理。」

另位臉友B分享：「日前我的小孩前胸後背佈滿小紅疹，說癢到快爆炸，每晚吹風機熱熱吹，直到發汗後才能安穩睡著。家人看到孩子的皮膚，總不停勸說到皮膚科治療。可是若去皮膚科，會付出雙倍代價，不只要排寒還要排藥毒，當李氏信徒確實不易，除了排寒過程無比艱辛，旁人異樣的眼光，家人的口水，也得耐得住，落實排寒簡直就是修行。之前孩子長過大顆、中心有白色膿的疹子，也是流汗即消，現在如法炮製，每天煮薑水泡腳，早上吃碗蔥白薑粥，喝杜仲茶或薑茶，很高興他將寒氣一層一層排出來了。」

臉友C說：「從小愛喝牛奶，大學四年一天一杯珍奶、把鮮奶當水喝，年少無感，廿五、六歲以後，過敏、下體長痘、落枕、扁桃腺發炎變成家常便飯。隨便一抓，身體就會出現一條條紅腫，越抓越癢，越抓範圍越大，整條腿、肚子，都抓到紅腫才能停下來。後來變得易累，看了其它中醫，可能緣份不夠，發生一點排病反應，就怕得不敢看下去。不過接觸中醫，讓我了解很多症狀都是錯誤飲食引起的。

於是我從戒奶茶開始，然後戒甜食、麵包、餅乾，儘量吃食物原型。閱讀李醫師文章後，戒炸辣和水果，不吹冷氣，加強保暖，也忘了從什麼時候開始，皮膚漸漸改善，現在除非我破戒亂吃，才會癢個幾天。雖然我還是很喜歡牛奶，偶爾熱熱喝一次，竟都會脹氣一週。光是遵守十二字箴言，身體就能改善很多，變得更健康後，便一步步走向排寒之道了。」

非常感謝這些未曾讓我診病的臉友，一念純誠，即知即行，毋有猶疑怠惰，願意「以身試法」，分享親身經歷的寶貴案例，不枉我這幾年花大量的時間爬梳整理醫案。人生諸多限制，有人違法坐牢，被限制行動自由；有人生病，無法自行移動，肉體活動受限制。而我們受限於十二字箴言，不吃冰冷炸辣，少了很多口腹之欲的自由，但我們的人生，終極是自由的，衰老是必然，但不會患重症，也比較少出現坐輪椅、無法自行起臥的失能狀況。我們用遵守十二字箴言的不自由，換取未來更大程度的自由，是不是更值得呢！

註釋

1 脾失健運：脾具有把水穀化為精微，並吸收精微物質（包括水液）、轉輸至全身的生理功能。一旦脾失健運，影響水液化生及轉輸功能，若水液化生障礙導致津液不足，則機體失潤；若水溼困脾，使脾的轉輸功能受損，水液停聚而致水溼痰飲，則可見四肢浮腫、小便不利等症。

2 風火相煽：中醫所指的風，有外風、內風，外風指外來風邪，內風指肝風，與外風相對而言。肝為風臟，因陰血衰耗，水不涵木，木少滋榮，故肝陽偏亢，易出現動搖眩暈的一類病症，如眩暈、昏厥、抽搐、震顫、麻木、口眼喎斜等中樞神經性系統症狀。

3 陽亢：亢，一種過極的狀態。陽亢，陽氣高張，看似熾滿，實乃病態。陽氣理應歸藏入腎，為全身啟動中樞；今卻因勞極寒甚，而游溢精氣於外。陽亢常伴隨陰虛，此「陰」有兩解，一為陰血陰精，一為寒盛陰實。所以，對治上，有時滋陰即可；更多的時候，針對現代人的生活型態，尤應潛陽，將游溢於外的亢陽，引火歸原，潛納於內。絕不能兜頭降火，以寒涼自戕。

4 補：《素問．通評虛實論》謂：「邪氣盛則實，精氣奪則虛」，因此須補虛瀉實。用「補法」提升體氣，增強機體除邪能力，以消除各種虛弱證候。此觀念滲透到中醫治療的許多面向，藥補食補是補，針灸推拿也能補，因此辨證辨病機，便顯得特別重要。

【排寒問診錄】

上火，該怎麼辦？

Q

小孩游泳受寒，咳嗽、流鼻涕，我煮黑糖薑茶給他，先生卻說孩子眼屎多，又流黃鼻涕，是上火了，薑茶太燥不能喝。請問這是正確的嗎？

A

游泳受了風寒，不能僅從肺調，他要排寒，先要壯體氣。若是邪氣直中肺部，如感染型的黴漿菌等，唇燥紅、齒枯燥，這類喉痛，就不適合黑糖薑湯。眼屎多、流黃鼻涕是本虛標實，裡寒陳寒肺寒鬱而化熱，必須尋醫吃藥。

「上火」怎麼辦？「上火」乃是身體為了提示體能已到達臨界點的最後長城，這是自然的保護機制，豈可動輒瀉之？當然也有機體淤塞導致急性發炎的所謂「實火」，可以稍予清熱消導。但臨床一般所見的上火，多半是虛人過勞所致。這種情形，最好是休息，喝杜仲茶，可酌加肉桂，或在湧泉穴（腳心）敷貼吳茱萸藥膏，引虛火歸藏入腎；戒絕生冷、房事。

吳茱萸藥膏作法：吳茱萸粉加醋調成膏狀，敷貼於湧泉穴，可上熱下引。

Q

如何揀擇杜仲片？

A

炒過的杜仲莖皮，加水熬煮，即**杜仲茶**，平補腎氣，是很安全的中藥，切記不能使用寒涼的杜仲葉。炒杜仲的三個判準：

1. 小火慢炒自然就黑，只是會有色差，每次炒的色度不同，市面上用煙燻的，反而不會黑。
2. 炒過的杜仲有碳焦香味。
3. 炒過的杜仲片，橫折有絲，容易撕開，纖維組織呈牽絲斷裂狀。

03

飲食大法：當時當地，因地制宜

「冬吃蘿蔔夏吃薑，不找醫生開藥方」，在臺灣這句俗諺只有一半正確。臺灣夏日炎熱，吃薑溫裡暖胃，適合多溼且冷氣、凍飲橫行的風土。但「冬吃蘿蔔」這一半，是指大陸型北方乾冷的氣候與生活型態，大家在室內炕上生活、吹暖氣、吃火鍋、燒烤，稍不小心易燥熱上火，胃中煩熱，所以吃些白蘿蔔中和；但未必適合臺灣，不能全盤照用。

中醫的食療除了依體質辨證，也會參考病人所處的氣候、地域之不同，給予不同的建議。中國各民族的飲食風味不同，所謂「南甜」、「北鹹」、「東辣」、「西酸」更是與生理和環境要求分不開。四季飲食宜忌，早在兩千多年前成書的《周禮．天官》中就作了具體的說明，如夏季多汗，應多吃羹湯類飲食；冬季多寒，應適當用些辛辣的飲食。

所以，當季、本土是我揀選食材的重要標準。當季的食物，符合天時，為人體所需，且因盛產，藥害較少。本土，則是「一方水土養一方人」；必有其地理、物候之因素。作為消費大眾，我們應具自主意識，自行決定要吃什麼、怎麼吃？比如，帶入「食物里程」的觀念，具體執行節能減碳，那麼國外食物即使再鮮美，也不應消費。何況，非時不食，即使科技再進步，也不能違逆自然。所以，我鼓勵大家買菜時要特別支持使用自然、有機農法的在地小農、購買最新鮮的在地食材。

南方多溼，以米食為主

寶島多溼卻滿街的麵包店、櫻桃、奇異果等外來食品、果蔬，我們須把持住善知識，沒有理由食用這些千萬里外的食物。

南方人應該以米食為主，不宜多食麵製品、奶製品，尤其是成人體氣不足者，以免助溼生痰。

一位老病人，因麵包機流行，近來開始自製麵包，每天早餐都讓孩子吃麵包，麵糰中加了優格、裡面還包了乳酪。後來發現孩子胃口不佳，三天未排便，喝水量驟增，口中有酸氣，舌苔偏白，還有一處小圓光滑無舌苔。

我說這孩子是寒溼重了，麵包別吃，要吃米飯。麥類溼重，是大陸型乾燥氣候區域的食物，含水度較高；南地多溼，宜食米糧。雖然這孩子生性敏感，生冷食自己會避開，卻也禁不起家長如此長期不當餵食。早餐喝稠粥是很好的，當然對某些勞力工作者，可能不夠飽實，應直接吃飯。

自製麵包，不如改做包子饅頭，無不良添加，而且蒸食是很健康的烹調方式。人是雜食動物，偶爾換換花樣也是好的，但不要天天吃。很多病人回饋，麵食在不對的時間環境，例如梅雨季，吃太多，會全身無力懶洋洋，或昏昏沉沉；停吃後，腳氣問題立刻改善。又坊間盛傳黑麥汁很營養，對哺乳媽媽分泌乳汁很有助益，不過我的患者喝了不是奶量大減，就是反胃想吐，可見其寒。

另一位朋友，某夜睡前吃了常溫優格近 2000c.c.，吃完立刻覺得不適，趕緊再吃備用丸藥。一小時後，接連水瀉濡便廿餘次，鎮夜未眠。她喜食優格，因為吃了排便較順暢，屁多且臭。我說，拉得好，不然怎知寒氣的份量？能拉還算有救，那拉不出來的，就一點一滴地把寒氣壓縮在裡，日後不知轉成啥怪症？**吃優格排便順暢，跟吃水果、瀉藥同理，寒涼致瀉；屁多且臭，表示尚有體力，是寒氣在釋放。**

不當飲食的威力，不僅病人領教過，我自己也有經驗。某天到賣場領取預訂之物，遇雨留人，就在店內吃些點心，蛋糕雖冷，一小口一小口配熱茶慢食，當下倒也還好。沒想到取完物件，雨還未停，逛了一下，卻發現右肩痠疼異常。我這裡有陳傷，是早先提書負重傷過，過了幾年又在上海趕論文累極踢到階梯，摔成肩關節半脫位。平常都沒事，也總穿長袖護著，尋思正是那塊蛋糕惹的禍！寒氣每從最脆弱之處發出，信然！

多吃水果，不免溼熱淹纏為患

臺灣盛產水果，近年生產技術升級，品類更見繁多，所產水果甜潤多汁，很多人愛吃。但寶島氣候溼熱，四面環海，臺北盆地尤其悶溼，多數人又久居冷房，酷愛凍飲，四體不勤，多吃水果徒生寒溼，久之不免溼熱[1]淹纏為患。

老弱患病本就陽氣虛微，那堪水果寒溼痰濁相逼？多年臨床經驗證實，諸如上呼吸道疾患、皮膚過敏、便秘、婦科問題等，只要不吃水果都能有顯著改善，我之所以提出不吃水果，是用來矯正積弊。高段修行人，吃什麼都能化，當然不在此限。一般人長年積累太多寒氣，水果多生食，勢必耗費僅存的陽氣來排寒，就此角度而論，水果是負值。

我們不吃水果的理由，是要護衛體氣，儲存排寒的本錢。可惜要撼動這個習性，簡直比傳教還難，這套思維逆轉一般常規，從根柢治療，實是條寂寞的路。

因誤食水果致病，臨床案例不勝枚舉。一位病人分享她先生誤食西瓜的經驗：

先生先是喝冰啤酒出疹子，然後又堅持吃西瓜降血壓，吃完就冒了更多紅疹……，他怪衣服沒洗乾淨，但我知道是西瓜、冰啤酒引起的。為此他特地去查西瓜的中醫療效，又吃光剩下的，果然腳上新出一片風疹，我說正是吃西瓜的後遺症，他聽不進去。後來背上又發了好幾顆寒結，他到處找蟲，洗衣服、換衣服、擦萬金油，但都沒效。甚至認為自己發蕁麻疹，一定是身體虛弱，快不行了……。

西瓜別稱「天生白虎湯」，白虎湯是陽明病的用方，陽明病是大熱大渴大汗出，很煩渴的情形才用，可見其寒涼，誤食有時很要命。

依我看來，這位先生的寒氣直接從皮膚排，這時比照發燒的處置方式，喝蔥白薑粥、泡腳，總之設法發汗，這些疹子、寒結顆粒就會消失。

以下這個老病人分享的案例，柚子是引爆點，把她老公入夏以來的寒氣整個引出。我告訴她，這是很好的清理，請享受過程，他會更上一層樓：

我先生中秋節搬回一箱柚子，說是客戶送的，我一看到就提醒他不能偷吃，他馬上說會拿去送人，但柚子卻每天一點一點地減少。我緊張地叨念先生，他說每天只吃一顆而已。

當晚就說他手腕怪怪的，大半年沒發作的痛風居然又發作了，我趕緊拿老薑幫他來回擦手，過了半小時，整隻手腫起來，我大笑：是薑加速排寒啦！

接下來一星期，他一直低溫燒、乾咳、嘴破、屁股的溼疹全都回來整他。受不了手疼，他竟跑去打針消炎，結果讓排寒的時程拖更長。先生發燒，我超開心地恭喜他，煮了一點薑粥，讓他吃了休息。現在他睡不好、筋骨熱痛，還會說夢話，應該快到醫師說的排情緒了……。

在較乾燥的大陸型氣候區，溼度相對較低，強人、常運動的人、體力勞作者，陽氣不衰，可視個人條件，吃些常溫或溫熱過的水果。在臺灣若你覺得非吃不可、不吃快發瘋，那就吃吧！心情愉快比較重要，後果再慢慢處理，當然白天、晴天吃較佳。重點是，必須帶著覺知去吃，排寒過程自是不免進進退退，不必趕進度，只能盡力，要知道自己的「度」在那裡。

平時若要解饞，可酌量吃些乾燥脫水的果乾、果醬，親友餽贈的鮮果，可加熱入菜；但體氣已提升的敏感者，仍可感知其寒氣。

一位伯伯來診，說胃嘈雜，以前這樣吃點肥肉就好了；但這回行不通，胃很不舒服。一問之下原來前晚吃了幾塊鳳梨。「晚上吃西瓜，半暝變反症」——這話沒聽過嗎？不止老人，一些半夜暴甕的年輕人，跟他晚間或睡前食冰冷，一定有重大關聯。生冷寒涼，吃多喝多，傷了脾胃。寶島許多溼熱型的肝病患者，多屬脾虛，生冷飲食，只會沉疴難解呀。

現今多數人都沒條件吃水果，特別是不運動的人，身體氣機如一塘死水，溼氣

難化，若再多食瓜果，只恐冰寒過甚！即使每天有足夠的運動量、機能暢旺，足以驅散或化掉吃進去的生冷寒氣，但也僅能抵銷水果帶來的新寒，無多餘體氣排除萬年陳寒。身處高速運轉高壓狀態者，多食生冷，更會繃緊全身神經筋脈氣血。

不過個人情況也常變動，若偶有熬夜虛火，或不小心過食燥物，如餅乾、燒餅、油條等，可喝杜仲蜜水調節；或者熱症發燒後，可喝點溫熱的甘蔗汁。若尚在調理階段，還是保守為宜，寒溼體質多半長期形成，先天不足，後天食涼飲冷、嗜吃水果、貪愛糕點（化熱助溼）、少動多臥，這些惡習若不調整，吃什麼仙丹都沒用。排寒以年計其功效，慢慢調整，等到身體恢復感知與靈敏，你就知道自己回不去了。

註釋

1 溼熱：多因外感邪氣（大氣蒸熱及溼氣），或素嗜酒酪（喜食冰寒多溼甜膩，尤其生啤珍奶），傷及脾胃，主運化的脾轉圜能力低落，溼熱交阻，遂形成「溼遏熱伏」、「溼熱交蒸」等病機。其病變多半挾雜寒鬱因素，尤以體弱疲累年老者，更須注意因寒閉寒鬱而無力轉圜的情況。

排寒常見食療

・葱白薑粥

功效 驅風散邪，發汗解表。

作法 先將米煮成粥，再加入葱白、薑燜煮五分鐘，趁熱食用。體力差的，可酌加幾粒紅棗，或調入一些麥芽糖。小小孩餵米湯，大小孩可連糊爛米粥食。

・米油

功效 發燒、過汗、過下、連續嘔吐後可服用，滋陰補液。

作法 粥久熬爛熟後，上面浮著一層米粒化成的稠湯水，即所謂「米油」，酌加鹽花，營養滋補。

・黑糖薑棗茶

功效 因寒與虛引起的一切症狀皆適用。

作法 黑糖、薑片加紅棗共煮，當茶飲。

【排寒問診錄】

沒有熱性水果，加熱增溫還是寒

Q

請問榴槤、龍眼、荔枝等熱性水果，可以多吃嗎？

A

沒有熱性水果，所有水果都是寒的！

以臺灣夏天常見的荔枝為例，有以下問題：

1. 一粒荔枝三把火，然此仍是虛火，不宜多食；冰涼吃同樣有寒氣。

2. 荔枝高糖分，易致肥，每一百克中有十五克糖分、六十卡路里，相當於四分之一碗飯！荔枝曬成乾倒是偶爾可以吃，大家用自己的身體去試試看。

Q 水果不能生吃，那加熱的水果或蔬果汁裡加薑或其他熱性食材，行嗎？

A

如果體質敏感，即使煮過的水果茶還是不行，我有個病人煮百香果茶給家人喝，結果全家拉的拉，吐的吐，脹氣的脹氣。有患者吃熱水燙過的芒果，後頭立即緊脹起來，過了一天才散掉。另一位病患跟流行，喝了一陣子標榜能排毒瘦身的綠拿鐵，以為喝熱的，又加薑等熱性食材不會有問題；結果兩年沒發作的肌腺症復發，子宮硬如石頭，痛到想吐、無法站立。

關於水果，歸納幾個重點如下：

1. 能不能吃水果，要看身體有沒有本事運化寒氣。
2. 在初期排寒階段，身體虧耗太過，絲毫運轉的本錢都沒有，當然得戒。
3. 末病者，陽氣虧耗太過，根本連蔬菜都得少吃，遑論水果。
4. 水果加熱或加薑等熱性食材，仍無法泯除其寒性。

04

西藥與偽熱食，僵化排寒機制

我從臨床經驗歸納，所有吃進去的寒氣裡，第一寒是西藥，第二寒是冰冷飲食，第三寒是常溫水果。體氣提升後，許多患者都曾排出西藥之毒，例如汗、尿、涕、痰有西藥味。所有塗抹過西藥、打過針的地方也都會排寒，例如小兒疫苗注射處經常以發疹的形式排出。

有個病人一年多沒來，因為發現胃潰瘍，醫師說，不准再吃中藥，否則以後會洗腎，嚇得她不敢回診。這段期間一直吃抗生素、潰瘍藥，但人始終很虛，睡不好、經期也不順。

胃潰瘍需要治那麼久嗎？**根本問題在「虛」，現代醫學沒有治虛的概念跟用藥，一味攻邪，如同化療治癌，最終是會要人命的**。其實只要體氣提升，潰瘍自會修復；

不治而治，是最上乘的治法，為什麼要捨本逐末呢？

一位小病人的乾媽告訴我，上星期去孩子家，看到清出一大布袋的西藥，真是恐怖。以前小孩讓保母帶，只要一打噴嚏、流鼻水，就立刻去看醫生、吃藥。

我說，打噴嚏流鼻水是自然的排寒機制，這很正常啊，一如發燒是身體在盤整過程中，必要散出的熱能。就像颱風過境，由弱漸強再轉強，還會出現颱風眼，最後終於出境，或許留下滿目瘡痍，但這股能量就這樣自然而然代謝掉了。若用藥我們只能順著走，讓它排快些，而不是把它的流程打亂，甚至勒令停工。

這是多荒謬的思維啊，難道對一個想排尿的人，我們可以說：「尿是髒的，別尿了，把它收回去！」怪不得滿街鼻涕倒流、鼻蓄膿的人，欲出不能出，多難過！

許多人在現代醫學錯誤的引導之下，只要身體出現異狀，那怕只是打噴嚏流鼻水，都趕快看醫生吃藥，排除症狀。頭痛、肌肉痛，極可能是風寒或溼痹，吃消炎藥或貼敷鎮痛藥劑，是炒短線的急就章處理，當然治絲益棼。長年服西藥，見燒即退、見腫即消、見痛即止，不讓身體有絲毫轉圜空間，一味壓制，其實是對自己極度殘忍，日久淪為僵化的反應機制，就只能終生仰賴藥物了。

常吃西藥者的共同特徵

無法自然排寒

常服西藥的人，臨床所見經常鼻涕倒流，無法自然遇寒排清涕（正氣較足的）或遇熱，比如洗澡、喝熱湯、從冷氣房回到常溫下就流鼻水（正氣稍遜一籌）。鼻塞久了，鬱而化熱，要不就轉成鼻竇炎、中耳炎，黃涕一出，立即發燒。層層的防衛機轉已遭撤除，立即「直中」，一下子就拉到底限。

至於退燒後出疹，則很常見，邪氣雖無形質，卻是一股實質存在的能量，原本可藉發燒的蒸熱過程，把它徹底排除，不想卻常來個中途迫降，只好在體內亂竄，從表而出疹是最近捷的便道；也有腸胃夙虛，邪氣從大小腸出，而致腹瀉便溏。

打噴嚏、流鼻水、咳嗽，畏寒發戰、甚至出疹，都是身體自然的排寒機轉。若因非必要的人為干預，徹底打亂其流程；邪氣無法走正道，迫不得已，只好另闢蹊徑，這些「旁門左道」就製造出一堆怪病。

夜眠不安、煩躁、輾轉難眠、易驚易醒

睡眠是體力修復的最佳時機，但因過服寒涼退燒、消炎藥（服中藥不當退燒也一樣），表寒陷鬱，裡寒積滯，清陽無法上頭，氣血帶不上來，腦袋倏忽混亂，無片刻安寧，怎麼睡得好覺呢？連覺都睡不好，怎可能會有好體力，遑論好心情，這種人經常陰陽怪氣，特別難搞。所謂「靜水流深」，體氣足的人，絕對安靜沉穩，不會莽動浮躁，時間到了，就會「自動關機」。

便秘或溏便

肺與大腸相表裡，表寒陷鬱化熱，肺移熱於大腸，大腸熱而吸乾糞便中該有的水分，成了燥屎，於是便乾結難出。更糟的狀況是，體質較虛，或一再因病用藥過度，傷了脾腎陽氣，中焦無力腐熟水穀，大鼎底下欠缺柴薪，火燒不起來，食物煮不熟，於是經常拉肚子，總是排稀軟糊爛便，甚至完穀不化，吃什麼排什麼。

納差，消化、運化能力差

《靈樞．脈度篇》：「脾氣通於口，脾和，則口能知五穀矣」。現代人多不忌生冷寒涼，一旦生病發燒，又迫不及待服用這些「苦寒傷胃」的退燒藥、抗生素、消炎藥，搞得冷汗淋漓、四肢冰冷，胃口怎麼會好呢？即使勉強吃，卻因體力太差，連吃飯消化食物都成負擔，就算吃一堆整腸健胃的藥，也肯定無用。

虛汗連連，特別怕熱

許多人經常夜晚一身沒有鹹味的虛汗，白天也動不動就一身汗，而且非常怕熱。西藥、抗生素傷了心腎陽氣，汗為心之液，要不日夜汗出，要不夜尿連連。越怕熱，越愛吹冷氣、風扇，毛孔疏寒氣長驅而入，因而膠結難解，**越是怕熱的人，其實裡寒越盛**。

以上這些症狀，大人、小孩一體適用，原因都相同——吃了太多西藥！除了吃進體內的，西藥還包含針劑、疫苗、輸液、輸血，這些都會在體內留溼。老人打針、輸液更是危險，因為針劑太寒，一打下去便不可逆了。

許多老人的問題出在虛極憊矣，必得順他的勢，用藥劑量也得考量他是否能承受，否則一輛破車裝了新引擎，馬力全開，其他裝備沒跟上來，你想那會怎樣？送到醫院，等同送進冰庫，光那寒氣就令人難消受，再加上冰涼點滴灌入，內外寒夾殺，體氣立即驟降，運氣不好的，豈有生理？

一般人對現代醫學保健執念根深柢固，平時沒有溫養的習慣，危難臨急當然還是那一套，手術後照樣吃水果、喝冰冷，無端平添風險而不自知。

陽氣暢旺者，身體受寒必起反應，這是自然的保護機制，奈何眾人以此為病，非壓制而後快，以致出現一堆過敏、氣喘、異位性皮膚炎……不從根本治療，又發展出一堆周邊產品——過敏檢測、防蟎床包寢具床墊、抗菌空氣清淨機、除蟎吸塵器……。大家習慣「控制」身體，許多自然疏通的機轉，因而受到壓抑，尤其源自不信任的害怕心理，還是那句老話：**正確的思維才能導向正確的方向**——首先保暖防寒，遵守十二字箴言，戒掉冷氣風扇，過程雖然辛苦，但結果保證美妙，從此不再受罪，不再受制於莫名奇妙的恫嚇。

小心偽熱食

許多小病人都曾在幼兒園喝了綠豆湯、冬瓜茶，結果腹瀉或嘔吐，身體調過來了，變得非常敏感；熱的沒錯，但這些寒性食物，終究不合適，尤其在秋涼時節飲用。常見的偽熱食包括青草茶、冬瓜茶、燒仙草、綠豆湯、木耳露，甚至一些特別寒涼的蔬菜如筍子，皮膚敏感的人吃了准壞事。

某個冬夜，我被電話驚醒，聽到一歲多的娃兒陣陣淒厲哭聲。病人慌亂至極，問不出所以然。翌日送到診所，詳問才知媽媽給孩子吃了加綠豆的燒仙草，這兩樣都是寒性食材，即使煮熱，寒性猶在！寒主收引，筋攣、疼痛是常見症狀，尤其夏天，冷熱不合，更導致變證百出。

除非經常運動、不吹冷氣，夏天還可以吃點綠豆粥，否則還是少碰吧！冬天當然應該喝紅豆湯，夏天喝也很好，久居冷房者，加幾片薑與橘皮同煮，辛溫消脹，化溼行氣，再好不過。可惜一般人無此概念，搞得生活中處處地雷。

兒童發育的關鍵在陽氣暢旺，冷氣冰寒食物頻頻加之，發育會好才怪！

都是粉絲惹的禍

我一早飯後腹腸絞痛近一小時，痛起來真不是蓋的，兼之嘔吐，剛吃的粉絲、菊苣全嘔出來。為何如此？想來還是不謹飲食惹禍。粉絲太寒（含綠豆粉），連吃三餐，兩顆冰過的滷蛋沒刻意加溫，只在熱粉絲裡拌過，就打混過去。唷，我錯了。

針左側盲腸點、溫灸還是痛。打電話請爸爸配藥，甘草、當歸、厚朴，重用芍藥，服後緩解甚多。太痛了，同時就近找同學來，診為下焦虛寒兼微外感，處以當歸建中湯。喝了暖粥、黑糖薑湯，吃小建中湯加當歸，沖麥芽糖水。

是說排寒時的痛，是擰絞的痛，非常難受，其實就算不吃藥，也會過去。但常人很難過關，包括我自己，都要搬救兵。腸絞痛如何處理？這就可以參考。甘緩止痛，虛人尤宜。手邊無成藥，單一味麥芽糖沖入當歸、乾薑或杜仲水，加上溫敷，亦可緩解。此時若能拉，寒從後陰出，也能加速流程。

【排寒問診錄】

黃豆漿還是偏涼

Q

全素者常靠豆類補充蛋白質，但李醫師曾說，對某些人而言，豆漿是寒性。但黃豆不是性平嗎，怎麼會寒呢？

A

豆漿性平偏涼而滑利，飲後易腹脹發酸，體質虛寒者，通常中焦運化無力，不宜日日飲之。請相信身體的感受，而且人家可是配燒餅油條吃的，你認為呢？

Q

我喝了熱豆漿隔天感覺全身發熱，汗液氣味非常難聞，整個人散發悶熱腐敗的食物氣味；停喝豆漿後，汗味就不再臭氣熏天。如果在熱豆漿裡加薑片同煮，可以平衡

一點寒氣嗎？請問醫師，喝黑豆漿會不會比較好些呢？

A

這是身體的排寒現象。改喝黑豆漿加黑芝麻好一些，紅豆漿也很好，加薑同煮或做成豆米漿，不失為調和之道。

Q

女兒外出受寒又吃了排寒違禁品，發燒伴隨蕁麻疹，已煮薑讓她泡腳，也吃了蔥白薑粥。後來變成腹瀉，流鼻血，牙齦處還破了一個洞，請問可以讓她喝綠豆湯嗎？

A

別喝綠豆湯，喝一點黑豆漿或黑豆水。這只是寒氣外發，不必緊張，在家持續讓她泡腳發汗。黑豆入腎，亦有引虛火歸原之意。

第 2 章

常見的錯誤食養觀念與態度

許多耳熟能詳的教條，
像魔咒般穿腦，植入我們的細胞，
感知鈍化者，身體與心靈長期遭受壓制而無感，
只知照單全收，而不思考其中癥結。
媒體充斥似是而非的健康資訊，
有時「盡信書不如無書」！

05

維他命C的迷思

我臨床上有許多戒水果排寒後，異位性皮膚炎匿跡、終結便秘的案例，這與一般大眾認知的維他命C有助美白、美膚並加速腸道蠕動的論述恰恰相反。許多人迷信多吃水果幫助排便，火龍果、番茄、香蕉、柳丁、奇異果……等，這些都是寒涼致瀉，導致滑腸，最終不免寒積滯於中焦，豈不是吃雞不著蝕把米，不僅無效，還會留下病根。

蔬果汁、生菜沙拉、精力湯這類食物，對氣滯血瘀型的人來說無異癌症溫床。那些片面、似是而非的觀念，一再放送，形同魔咒。客觀來看，就算水果營養價值高，也要有那個體質才能消受；營養是一回事，光是寒溼鬱結，就足以致病，再好的養份也輸送不了。

病人的太極拳老師很愛吃水果，女兒都喝精力湯，卻還是嚴重便秘，這就是我說的「學半套」。沒有全面防杜疾病的根本了解，只知其一、不知其二，被錯誤的健康資訊帶著走，臨死還搞不清自己究竟怎麼回事，夫復何言？

來看看這位母親分享的終結便秘血淚史：

我孕期未接觸中醫，女兒出生時乾乾淨淨，第三天出院黃疸值二，是醫生護士都稱讚的健康寶寶。女兒四十週又五天自然產，一直很好帶，情緒穩定愛笑，大家都說她看起來很「熟」。月子期間就睡超過六小時，醒來會自己玩，所以我跟外子很少為了嬰兒哭鬧而熬夜。

六個月時醫生建議換成水解奶粉，也開始吃副食品，不知什麼原因，女兒開始便秘，好不容易解便，卻經常肛裂，看著鮮紅色的血痕，常讓我心疼得要死。

我努力製作水果泥，蘋果、香蕉、木瓜、鳳梨……，一歲後，除了每天吃香蕉、木瓜，還經常買優酪乳、優格給她，益生菌、市售黑棗汁、脹氣膏按摩肚子，甚至用凡士林刺激肛門……什麼都試過，就是沒有改善。

兩歲時有一次好幾天沒解便，我們非常擔心，聽從藥房建議使用浣腸，女兒狂哭的小臉，像噩夢般無法忘懷。每每看她一坨大便已到肛門口，卻可以拖一兩天就是怎樣都不排出來，褲子上沾著深色又惡臭的痕跡，走路姿勢因卡在肛門口的便便十分怪異。常為了疼痛不適反覆進出浴室，坐在馬桶上超過卅分鐘，而我總在一旁握著她的小手，一起喊加油，擦拭她額頭上的汗滴，常常坐到大腿後方出現兩條紅色馬桶蓋的痕跡，求她哄她離開休息一下，也不肯下來。

在家裡還好，在外面看她一副很急的樣子，我緊張地拖著她在街上或賣場奔跑找廁所，好不容易坐上馬桶卻又卅分鐘大不出來，真的會忍不住發脾氣爆走、大聲斥責，請她不要再整我。

初看診您說「要戒寒涼」，那簡單！我們本來就很少讓她喝冰水吃冰淇淋；接著又說「水果也不能吃」！瞎密呀！我是不是聽錯了？不是應該多吃水果嗎？我白目地從香蕉木瓜蘋果一直問到芭樂葡萄，還好當時沒被拍桌……。

抱著破釜沉舟的決心，我們決定「以身試法」。現在女兒排便正常，吃得多還可以一天排兩次便，不再老是發疹子、長針眼，就算偶感風寒，在正確的調理下，即使不用中藥都可以很快恢復。四年多來的便秘血淚史終於結束了！

還有位六個月大的小病患，吃了軟便劑無效，須每四天塞一次浣腸球，才能解便。沒有整體的治本思維，只是一味吃藥，寒氣始終壓制在內，無緣紓解。殊不知肺與大腸相表裡，肺中寒鬱在裡化熱，煉灼大腸津液，硬便於焉形成；又無足夠體氣推動，腸子幾乎等於橡皮管（若未予適當治療，成人之後尤其病甚），那有力氣蠕動呢？吃軟便劑、浣腸甚至開刀，始終得不到根本治療，只會雪上加霜。

我這套扭轉體質的根本治病法，只注意提拉體氣，視其病位淺深、寒溫，而調整用藥，絕不輕用瀉下。這需要耐性與毅力，無法速成。但在辛苦的過程中，見到一點一滴的改變，會知道自己朝正道前行，距離健康又更進一步！

【排寒問診錄】

水果醋富含酵素？

Q

常聽人說水果醋富含酵素，請問溫溫喝可以嗎？

A

曾有患者想排毒減肥，將檸檬醋兌熱水喝，結果全身發熱還鬧胃疼。身體敏感的人，一喝便有反應。設法恢復感知，通過自己的身體來檢驗真理吧！

06

飲食西化，迷信牛奶

坊間的飲食衛教，遭現代醫學壟斷，全然不顧及陰陽、寒熱基本大法，似是而非，長此以往，埋下多少疾病的因子。**牛奶是營養啊，但一非初乳，二產程遭汙染與人工添加物，三性本助溼，四冰寒之害更甚一切**。

雖然較之成人，幼兒陽氣暢旺，比較有能力排出牛奶的寒溼，但仍不適合每日飲用。牛奶是給牛喝的，牛要長成那麼大的軀體，人並不需要那麼大的能量。常喝牛奶的人，會長成看似高壯的體格，其實虛有其表，耐受力、支撐力不一定相副。一般人又多是冰鎮後飲用，寒氣為禍匪淺，現在許多過敏兒，就是這樣養出來的。

臺北市政府曾每年斥資一億元提供國小學童一週一牛奶的「福利」，排寒族家長當然叮嚀孩子別喝，豈知老師說，鮮奶離開冷藏環境易變質，要求學生當場喝完。

不論寒暑，飲用冰牛奶，分明是餵毒！孩子的健康須從小築基，關鍵就藏在這些點點滴滴的細節裡呀。

有位病人赴美深造回國後，四年來，下巴痤瘡長個不停，紅腫癢痛，經期前發作得更厲害，西藥吃久了，也沒見效；於是尋求中醫治療。有中醫說，這跟荷爾蒙失調有關；因為她同時也有經期紊亂的毛病。睡眠尚可，但一向多夢，尤其排便不暢，更是致命傷，總是兩、三日，才能清一次倉。

辨其脈證，瘀熱在裡，兼有陽虛表徵。面部望診，長在下巴的痤瘡即所謂「膀胱子處之區」，必然與婦科有所牽連。

前三次，用補養兼清熱的方式治療，眠較安，便調，惟痤瘡一時未能消褪。適值經期，守方微更，稍入調經之藥；經來，復伍通經化瘀之品。經後痤瘡稍消，後詢及早餐所食，始知一直喝冰牛奶，囑其暫停，以免寒涼抑遏陽氣，反瘀鬱在裡而化熱。故用藥仍秉寒溫並進之法則，清熱化瘀疏風為主。

再下一次門診，鼻翼旁及下巴，癤結腫硬，於是稍伍溫陽驅寒及疏風清熱散結之藥。回診時，告以月經已至，此次痤瘡未發，觀其下巴一片明淨。病人很高興，自云，經期也正常多了。

經細談才知其從小即飲冰牛奶長大，早晨陽氣初發，一夜酣眠，腸胃更待復甦作工，豈堪寒涼？於是始知「鬱熱成瘀」為果，根本之因乃在「寒涼傷陽」！於是，再三戒囑，勿飲冰牛奶，至此，她也知事關厲害，告以，現在都喝溫熱飲品，早已不敢喝冰牛奶了。這種無頭痤瘡或癤結，若不圖根本治療，一味從皮膚表象下手，絕不會有療效；中醫治病求本，此為明證。

【排寒問診錄】

喝牛奶才補？

Q

阿嬤開刀後，好不容易可以進食，家人竟餵從不喝冰冷的阿嬤冰牛奶！阿嬤連喝兩天，血壓又降到 80mmHg，該怎麼辦呢？

A

牛奶本來就溼，還冰的？內臟哀號、心臟都要哀竭了吧！體虛開刀住院的老人，除了冰牛奶危害，還常見餵以奶製營養補給品，豈知奶助溼，更易生痰。常人四體不勤，久居冷房，常喝牛奶都會出狀況，何況老弱，豈能以奶代餐？還不如熬粥喝米油呢！

07

沒事多喝水，多喝水沒事？

雖然現在每日建議飲水量已修正為：每公斤體重乘上三十毫升，不像以往固定每人兩千毫升的飲水量，但我臨床發現，寒氣少的人，根本不想多飲水。

病人告訴我，他曾上過中醫課，休息時間大家都在抽煙（老師認為抽煙不過有些肺熱，沒什麼），他恭敬地用一小紙杯裝水，端給老師喝，竟遭他大罵：「你要害死我嗎？」原來，這位老師認為多喝水會致「水毒」，所以，他主張能不喝水就不喝水。這觀念對嗎？

某些體質的病人，如脾腎陽虛、心腎虛衰，水液輸送及代謝能力低下，在身體負荷能力還沒來得及調上來時，只能減少水分的攝取。又或某些病症，如臌脹（腹水）或急性腎臟病、洗腎的病人，稍微限水是必要的。

學生對老師說的話，多半照單全收，病人上了一陣子課，覺得不對勁就跑了。但他一位老大哥持續上了一年多，愛吃補藥，又嚴格限水，後來身體出了狀況，這位密醫老師也沒輒。他拒絕西醫，外面的中醫也不知找誰，就這樣把命都葬送了。

相反地，更多人主張，多喝水可以加速代謝，排除身體毒素，許多師長都要求孩子要多喝水。曾有新聞報導，某母親規定孩子每天要喝幾千毫升的水，小孩很聽話，不敢不喝，後來搞出腎病——這真成了「水毒」！又如老人脾虛，心臟也虛，水喝太多易致水腫，實不宜大量飲水。

至於一般人，每天大氣溼度不同、每人日常作息不同，有人暑天曝日、有人鎮日在冷氣房，個人體質狀況也不一樣，每天需要喝多少水，無法統一量化。事實上，如果我們安靜下來，身體自然會知道。

我在為病人衛教時，大多時候是在相對條件下立論的。**比如，感冒未解這段時間，請少食油膩、高糖，以免助熱生痰**。當然，也有些是無論肥瘦、老壯婦幼，必須一體遵行，如起居有節、勿食冰冷等。

處方時，不論內容、劑量、使用時機，還是各種手法的運用，並非死板板地一概而論，而是極其靈活彈性，是因人因時因地因症而異的。甚至一般認為女人專用的「四物湯」、「完帶湯」，男人如果症脈吻合，照樣有療效。

中醫立基於一個「中」字，已盡得其精髓。過猶不及，皆非中庸之道，當然更談不上「中節」。現今資訊爆炸的時代，許多似是而非的「偽論」，必須經過揀擇，不是書上講的、台上說的，都是正確的，初入中醫大海，很容易迷航，請務必睜大眼睛，以免誤入歧途！

【排寒問診錄】

寒氣越重，越喜歡大量飲水

Q

請問是口渴才喝水，還是每日要飲用固定量的水，哪種對身體較好呢？

A

口渴才喝水。每人高矮、飯量都不同，飲水量豈能硬性規定？寒氣越重者，越喜歡大量飲水。

08

亂吃健康食品，得不償失

保健營養粉，等於「類固醇」

人體是一座設計精良的化工廠，每種營養與能量輸入與輸出的流程，自有它的韻律，原本天生俱足，只要不離常軌，所有的營養、需要的能量，都能自行製造合成。若人為干預，打亂自然規律，不思從根本提升身體的運轉功能，卻逕自提供大量的速成能源，這種揠苗助長、沒有長遠考量的作法，恐怕會衍生一連串我們眼前無法預知的後果。

病人曾對我說，小孩有喝一些兒童營養粉……。我突然閃過一個領悟，你知道嗎？在某些層次上，這類營養粉等於「類固醇」。

因為它是配套完整的全營養代餐，既然如此，身體有它就足夠了，還須要費力作工嗎？就像急重症時，醫師開給類固醇，以期力挽狂瀾，即刻激發生命能量，發揮修復功能；但如果長期服用，就會抑制自體製造，以致怠工，甚至最終根本失去合成的能力。

在孩子陽氣初萌的幼嫩年紀，不讓他自然經歷霜雪，只知供應足量的「營養」，雖然外表看來高高壯壯、白白胖胖，但僅是假象的健康，是人工施肥得來的慰安品，萬一來個流行疾病，很可能仆地不起。

這些精純的營養品，只能讓那些體弱或消耗量大的人暫食，比如大病、術後、產後、老來病弱、考生、候選人……等，脾胃功能一時提不上來，又迫切需要營養者，就用這些高能量的營養粉，權充燃料，讓身體運作儘速就緒。

某體重九十公斤的病人，自述腸胃功能很差，卻又一直肥胖。惟一瘦下來是幾年前喝了○○○保健食品，標榜微分子好吸收的全營養代餐，她每日兩餐，喝了將近三年。一度瘦到六十公斤以下，體態看來卻只有五十公斤。

如法炮製到了第三年，發現自己怎麼吃都不飽，原本一杯即有飽足感，現在喝五、六杯都還覺得不夠。她趕緊停喝營養代餐，之後像吹氣球一樣，一路飆升到七十幾公斤。後因膝傷，近一年無法動彈，體重直線上升達九十公斤。初診時，她自述「腸胃功能極差，很難吸收營養」，這狀況是停喝全營養代餐後出現的。

我一向主張，人要自我負責，從心性上的堅定到肉身的自然開展，最後都必須朝向恢復根本自由為鵠的。全方位回歸自然、不受制於醫藥（無論中西藥），恢復身心清靜的本來面目，是我輩追求的終極目標。

誇大療效的健康食品

健康食品常強調某些特定功能，從一個點來誇大它對健康的效用，真有這麼神嗎？這當中有幾個盲點：

第一，人體這部龐大精細的生化機具，中醫認為只要提拉最基本的動能，一旦它能順暢運轉，自然會呈現最適當的水平。我們主張的是一種以全面核心觀點為主的治療思維，並不是點狀結合的片斷拼湊式微觀療法。

聽到肝癌病人吃犀牛角粉，我當場飆罵，病人子女拍手直叫好——花兩、三百萬事小，於病無補反有礙事大；咳嗽就吃牛黃、麝香；失眠吃人參……。先不談藥證合不合的問題，這種單味藥治病、單點切入、長期服用的作法（中醫治危證，藥簡量大，甚至也可能只用一味藥，但必須辨證非常清楚，且是暫服），自不免其潛藏的危險。

第二，過度補充某類物質，恐怕也會造成另一種失衡。比如貧血，一般人就是補鐵、多吃富含鐵質、蛋白質、葉酸的食物；脾胃為後天之本，從攝食下手固然沒錯，但前提為中焦健運[1]。如果脾胃功能低落，不先調整這個「虛不受補」[2]的狀態，吃再多都沒用。

再者，假設沒有「虛不受補」的問題，補血也不是光補充什麼就能立即生血，它還涉及複雜的生化作用，至少涵蓋肝、脾、腎三個臟腑的協調運作。過度直接補充某類物質，如鋅、銅、鐵、鈣、鎂、硒……等微量元素，恐怕時日過久，也會出問題。

一味補氣，小心透支過度

一味補氣，跟喝雞精或市售提神飲料，有何兩樣？不過是透支「第二預備金」，取其升提表象，不必長期，體虧者很快就會嘗到「升動過度」之害。強奪透支，將人徹底推向危險邊緣，就像一鍋沸騰的水，燒得沸沸揚揚，很紅火是吧？可它很快就見底了。

曾遇過一位產後四個月的病人，她說自己四天未曾闔眼，計程車司機卻說她「一點都看不出來，氣色好得很……」，的確，氣色乍看不錯，細瞧才知端倪，我要她先停○○保健食品。

這類保健食品雖是中草藥提煉精製，卻是單方，有些即使添加其他藥材，卻非中醫複方「君臣佐使」「平衡牽掣」的制方法則，不辨體質、病機，久服必致他變。

我處方時，心中自有圖像，欲其提升，必有相對潛降的用藥，以免飛越無度，氣血如何平衡、有些僅能暫用，諸多考量，瞬間千迴百轉，總之不欲「過度」，不能踰越身體運作的常態法則。

產後陰血必虧，氣餒可以驟補，可陰血必待時日始能養足；然則氣以帥血，血不足者，氣餒居多。調補過程，必然需要醫師護持，時時注意其變動狀況，始能得到完善之治療。

註釋

1 中焦健運：指廣義的消化系統，肝膽脾胃運作正常，關鍵在脾胃（土）氣機調順，清陽得升，濁陰得降，膽汁得以循常道下行，完成消導任務。

2 虛不受補；年老或體弱者，因脾胃虛弱，受納與運化功能低下，無法驟然受補。此時須先作一些築基工程，慢慢提升其吸收能力，再視其症型，由少量漸增，以補其不足。

【排寒問診錄】

營養食品誇稱補精益氣，小心體力長期透支

Q 如果為了提神，很累時可以吞B群嗎？

A 已經很累了，非得休息不可呀！長期依賴保健食品提神，會把最後一點先天胎藏的生命力，完全激發出來，就像蠟燭將要燃盡之前，燭心閃耀，跳得老高，那亮度比平昔都明豔，可這迴光返照之後，就是徹底的闇寂了。

疲勞是個警訊，務必尋求中醫診治，這個階段只是機能性的失調，還未出現器質性病變，用醫學儀器檢查不出什麼名堂。中醫會明白告訴你，此階段若不好好調理，接下來就等著生大病！

Q **我買了兩星期份的冬蟲夏草藥丸，竟然要價八千美金，應該不會有問題吧？**

A 冬蟲夏草這藥我不用，貴得離譜，是賣給有錢人吃的藥。同樣療效的藥很多，千萬莫聽信郎中的蠱惑，這不是救命藥，卻是賺錢藥！

Q **請問益生菌也算健康食品嗎？**

A 便秘、過敏問題要從根本解決，益生菌只是救急的方便法門，若要健康，請勿偷懶。

09

依賴節食、蔬果減重問題多

寒少自消脂，氣飽不思食

脂肪通常堆積在寒氣瘀結最甚之處，這是生物自我保護機轉。所以**戒食生冷乃是減肥的核心關鍵，排寒保暖，體氣提升，不再胡亂抓取，胃口變小，自能瘦身；**寒氣少，身體需要的脂肪也就少，這才是瘦身的根本之道。

病人A說：「我發現老公的食量變小了，以前他就算吃飽還是會幫我清菜尾，現在卻說真的吃不下，好像身體告訴他要停，漸漸的，連我也一樣。老公問想不想吃炸雞？我竟覺得很膩，馬上搖頭拒絕，這也太詭異了！某個週末夜，我們決定放縱地享受那又油又香的鹹酥雞，沒想到一切就像走味的咖啡，甜不辣變得油耗味很重，雞肉吃起來酸酸的，就這樣，我們跟鹹酥雞的美好時光，再也回不去了……」

吃了一年多蕁麻疹西藥，搞到月經一個月來三次的病人B說：「那時爆肥，很想趕快瘦身，不僅吃得少，還兩天游一次泳，這麼拼命，卻絲毫無法撼動身上的肥油。反倒經中藥調理一個月，不僅能提早且快速入眠，還能睡得比較長，最驚喜的是吃類固醇導致的面腫已消。」

我說，所以減肥還是要從根本下手，元氣養上來，一氣流行，自然就能瘦。有個長期吃西藥的小孩，改吃中藥甫一週，居然瘦了五公斤；媽媽也瘦了兩公斤；姑姑一個月瘦六公斤，神采飛揚，非常亮麗。都只是治病而已，但能量提升，自能消脂。

另一位體質虛寒的病人C提到她接受針灸減肥的慘痛經驗：「醫師說，不准吃澱粉，只能吃青菜，還吃一堆會拉肚子的藥及茶包，身體虛得要命，雖然瘦了四公斤，但三個月後，卻復胖八公斤。」

短短一下午，就有四個病人跟我分享類似的經驗。我的回答是，凡事皆須循正軌，減肥這碼事也不例外，年輕時體力尚可，禁得起剋伐，這種治標式的減肥法，還有點效；等年紀越大體力差了，這樣減下去就會要命！

過食是助肥元兇

只要有心，煮頓營養好吃的餐食，一點都不難，十幾分鐘就能搞定的事。當然「量」要計算好，以免浪費或過食致肥！主婦常常捨不得剩餘的食物，結果讓自己成了大腹婆，這就得不償失了。過食會導致那些問題呢？

肥胖

過食會引發肥胖，以小兒為例，幼兒型肥胖與家族習性有關，尤其攝食內容與習慣更具關鍵性影響，例如過食肥甘、膏粱厚味之品（醣類與脂質）、零食、宵夜、外食，皆是助肥元凶。

小兒屬人生「築基」階段，吸收合成能力特別旺盛，雖然機體發育未臻成熟，但對水穀精氣的需求，相對成人，更為迫切。因此，哺餵分際極為重要，父母的過度干擾常會壓抑孩子自我調節食量的本能機制；有些家族習慣過食、強迫進食，孩子豈能不肥？

復病

過食還會導致疾病，中醫古來即有復病的概念，導致復病的原因甚多，其中最為常見的是「食復」，因飲食不當而導致疾病復發。除了機體虛弱因素外，誤食、過食，皆可能引發舊疾。進食分量，因人而異，身體調養好後，體氣、敏感度提升，該吃什麼食物、能吃多少，自然會知道。

飲食無時，損傷脾胃

若飲食無時，足可損傷脾胃，變生他病。自古以來，就有一日三餐，「早宜好，午宜豐，晚宜少」之說。若飲食無時失節，比如晏起吃早午餐，晚睡又吃宵夜，身體運作步調完全亂了套，日久不出問題也難。**按固定時間，有規律地進食，可以保證消化、吸收功能按身體節律進行，脾胃可協調配合，張弛有度，水穀精微化生有序，有條不紊地輸布全身**。

我有個病人從年輕到初老，一直少食、甚至懶食，世間若有那種把餅圈在頸下，都還會餓死的人，恐怕就是她。當然她或許還擱著一縷幽微難解的心事，久了懶怠成習，經常一天只吃一餐，這一餐還是胡亂打發填肚子而已，幾個閨密都怕她餓死，經常催促她進食。

她仍兼服降糖西藥，雙手麻酸脹痛無力，當然還有各種症狀。一天她來拿藥，讓她先到樓下轉角吃了碗麵，上來時臉色轉紅潤。我說，你得好好吃飯，藥不能當飯吃，人是鐵，飯是鋼，營養不良血糖當然高。今天就不給你藥了！

她說，可是我帶了袋子……。袋子？我說，去隔壁市場買菜，給我好好吃飯，不好好吃飯的人，吃藥怎會有效，療效起碼打了好幾折！

【排寒問診錄】

能量不足，才會食慾過亢

Q

若食慾過亢該怎麼辦？我原本就已經很貪吃了，若遇天冷，又更容易餓……。

A

氣飽不思食，體氣足就不會胡亂抓取。多吃營養、高能量的食物，比較耐餓。提拉體氣，身體敏感度增加後，會選擇自己需要的食物，不妨跟著感覺走，毋須太緊張。

10

酗溺咖啡甜點，成癮更傷身

人沉溺於某些食物，比如糕點、甜食、咖啡、菸酒、冰冷飲料……，那是他肉身的真實感受，在受壓抑的侷限情況下，只能接受相同等級的食物，那些食物的能量與他的磁場是協調共振（match）的。除非提升肉體能量，否則很難擺脫對這些垃圾食物的依賴。

具刺激性的用品與食品，如：菸、酒、濃茶、咖啡、甜點等易致興奮、情緒起伏，也常伴隨著上癮的問題。菸酒上癮對人體危害，已是社會共識，我就不贅言了。現在有不少人酗咖啡、酗濃茶，每天一定得喝。好些病人在調理前，一天都要喝好幾杯咖啡，對此我也不強迫他們立即戒除，因為體氣提升，感知變敏銳，就能自動區隔何者是身體所需，不對應的自然就會排除。

這位鼻過敏的男士戒斷咖啡癮，完全無所苦：

一個多月前被太太拉去看您的診，每天洗腦關於「寒氣」的概念。沒想到多年不聞香臭的鼻子過敏問題，只吃了一週藥，便兩邊通暢，因為這個太驚人的成果，我們夫妻非常努力依照您的十二字箴言過生活。

多年來我們皆嗜喝咖啡，第一次看診時，便提出是否要忌口的疑問。沒想到醫師回答：「想喝就喝吧，過一陣子就不會想喝了。」這麼臭屁的回應，連敬您若神明的太太在背後都說：「哼，最好是啦。」

最近我突然發現以前在公司每日三杯咖啡的習慣，居然變得一口都不想喝，感覺不到咖啡的香醇，就是覺得不好喝了。

人會對某事某物成癮，一是體氣不足，二是心結難解。咖啡調動肝陽，讓人上癮，毋須常喝，成癮更是傷身。許多病人反應，體氣上來之後，以前難以戒除的嗜好，竟可不再酗溺。身心真是一體，癮之所以難戒、人沒有決心定力、無法擺脫依賴，很大的原因是體氣因素，體氣一上來，自然而然轉化。肉體是心靈的載具，具體的物質結構，所以肉體健康是心靈得以流暢展現的基本前提，沒有這個條件，凌空談心理健康，根本緣木求魚。

長年鼻過敏的病人，調了一陣子，秋後寒涼卻覺症頭較往年減輕，想要徹底根除，於是又來診，吃了兩週的藥，便不再鼻塞、打噴嚏、流鼻水，竟也不像往日這麼嗜吃精緻甜品了。

本來愛吃甜食的病人，為何調養後就不想吃了？因為身體是極其精細的機件組合，如果沒有不當操作、過用、壓抑，它的反應非常靈敏。體能上來後，感知逐漸恢復，身體自然能晉級，接受高一層能量場的食物。所以，食物、藥物與身體也是「物以類聚」，每個人的體能狀態，各如其面，對食物的接受度自然千差萬別。

此外，食品添加物、色素、糖等，只要不是身體所需，都要處理與排除，多食就會增加身體額外負擔。體力差的，那些物質排不出去，會在體內結痰留瘀，成為麻煩。例如我特別愛喝杏仁茶，但坊間販售的杏仁漿，多有股人工香料味。許多食物都添加香料、色素、防腐劑，長期外食的朋友，真的要自求多福。食品添加物「合法存在」，不代表不傷身，近年來，添加有害物質的假食品充斥市面，每隔一段時間都會在新聞上鬧騰一陣，如果條件許可的話，還是設法自行烹煮比較安全。

【排寒問診錄】

如何讓孩子拒絕糖的誘惑呢？

Q 我以前不愛甜食，但是最近很愛吃耶，這代表什麼呢？不甜的巧克力也算甜食嗎？

A 表示最近緊張、有壓力，體氣不足，隨手最容易抓取的救急能量就是甜食。巧克力也算安慰劑。

Q 請問為什麼有的人會一直想吃甜食？如何讓孩子拒絕糖的誘惑呢？

A

一直愛吃甜食的人，多半肝鬱脾虛；若有想吃的慾望，但實際需求不那麼強烈，表示身體有向脾虛傾斜的趨勢，基本上還是體氣不足。父母讓小孩拒絕糖誘惑的終極辦法，就是注意保暖，不食冰冷，早睡多睡，適度運動，讓他氣血養上來。若真要吃甜食，就只吃麥芽糖。

第
3
章

一生受用的溫養大法

觀念正確比服藥更重要，
從懷孕養胎奠基，到耄耋之年的溫養大法
排寒這條不歸路，惟信者行者能至。

11

幼兒期，勿傷純陽之氣

歸納歷代醫家所見，小兒的生理特點主要為：臟腑嬌嫩，形氣未充；生機蓬勃，發育迅速。幼兒期陽氣旺盛，處在以陽氣主導的動態平衡，例如用藥時，不必像大人一樣考慮補陰的需要。因為陽旺，趁勢向上，升發能力極強，陰津亦能同步隨之提升。體弱兒、先天稟賦不足者，另當別論。

幼兒體質易感易復、易寒易熱，要格外小心惡忤，所以幼兒除注意吃食、保暖，也要避免到人多處，不要到山林、醫院、宮廟，不要隨意讓人抱（不知此人磁場如何），特別是新生兒，形氣未定、囟門未閉。清明掃墓、喪禮，千萬不要帶幼兒前往，否則孩子回家可能出狀況。

邪穢之氣也屬寒氣，如何避免邪氣入侵？

1.做好保暖，身心光明透亮，無論身處何種時空，體氣不衰，知覺清晰，自能趨吉避凶，邪靈也會繞道，道不同不相為謀，互不干擾。

2.必須到殯儀館、墓園、醫院或是能量場不祥的地方，請隨身攜本金剛經、聖經、玫瑰經、可蘭經，有助聚集正能量，或幾粒辟穢除瘴的蘇合香丸，切記不要帶幼兒同去。若不小心誤闖，請保持心的平靜，不與其相應，以免受影響。回家後，冷水沖熱水放入鹽與卅八粒米，用來沐浴濯足，以除穢收驚。住處熏艾或蒼朮、老木香、藿香做成香包配戴。

新生兒期，媽媽哺乳要忌口

新生兒從母親子宮來到人間（產房），溫差至少十度，環境急遽變化，原本由臍帶輸送養分，改由口腔吸吮、腸胃吸收、肺部呼吸。而呼吸、腸胃系統皆剛啟用，五臟六腑、筋脈運作，還在試用階段，故臟腑嬌嫩、肌膚柔弱，血少氣弱，一如初生花瓣，須小心照顧。但由於剛出廠，只要母親孕期如法養胎、體氣不衰，新生兒問題就不大，只要順勢，不折其陽氣，必有足夠能量處理自身問題。

如果母親胎教很好，孕期不食燒烤炸辣，特別是辣（含腥燥）的食物，孩子比較不會有胎毒胎熱。而臍帶留得夠長（與腳掌同長），照顧得當，孩子就不易有腸風、脹氣、便血、便秘等問題。

新生兒保暖最重要，出生時產房與子宮溫差極大，醫生護士的寒冰掌，都可能造成問題。許多小兒甫出生山根隱現青痕，很多人以為是胎記或血管瘤，實是寒氣現形，經排寒調理的新生兒，這些多會淡去。產程易受寒，有太多難以掌控的因素，會遇到什麼醫師、什麼情境，每個人各有因緣，不能盡如人意，我們只能小心應對、盡力而為。

若孕期食水果冰冷，可能導致胎寒。母親哺乳除了情緒保持平穩，更要忌口，否則寒氣可能藉由哺乳傳給新生兒，成為孩子的體質。若用瓶餵，要注意初始溫度維持在六十度左右，避免一次準備過多，喝到後來都涼了。錯誤的餵養和對待，才會養出多病的孩子。若母體羸弱，出生即有先天問題的孩子，則不在討論之列。

新生兒首重保暖

• 穿著

棉質長袖包屁衣、肚圍、襪子、帽子是基本配備，包巾視情況增減，質料厚薄依氣候而異，進入冷氣房要加包厚毯。

• 洗澡

新生兒身上有層胎脂作為保護之用，不需要每天洗澡，用溫熱水擦澡即可，胎脂自會慢慢退去，不必一下洗得很乾淨。嬰兒洗澡水夏天約四十度，冬天約四十到五十度，照顧者須實測水溫，謹防燙傷或過涼。秋冬洗澡，要加開浴室暖風機或暖氣，保持空氣溫暖，再脫去衣物。

嬰兒不需要每日洗頭，洗完澡用吹風機溫熱吹乾全身水氣，肯定舒服。不必用酒精消毒臍帶，體氣足，感染機會低，噴除風燥溼的發表中藥粉即可。

• 換尿布

忌用溼紙巾！冰涼的溼紙巾除了有寒氣亦含化學物質，即使用加熱器，仍會讓寶寶紅屁股，尿布疹也是排寒，不必擦屁屁膏，用溫熱水清潔屁股即可。外出可準備拋棄式乾溼兩用紗布巾，蘸溫熱水，幫寶寶清潔屁股。

• 退燒

要注意，別為新生兒、嬰兒隨意退燒！這要談到嬰兒的變蒸，變蒸理論從唐代孫思邈時期即有，宋朝之後受到質疑，後世很少提及，但從臨床經驗來看，我認為很有道理。

嬰兒的變蒸：每三十二天一變，六十四天一蒸，要到一歲左右，頻率才會降低。新生兒透過變蒸——自體發熱的過程，加速他的成長。變蒸時耳朵、尾骶骨摸起來都是涼的，此時喝點杜仲水、米油或蔥白薑粥即可渡過，毋須過度發汗。孩子發燒，只需要小心觀察，不必害怕，運用排寒族經常使用的吹風機，周身皆可吹，或煮藥草稍微浸洗皆可。寶寶的藥草浴，可用薑片、桂枝、荊芥煮水泡澡，芳香除風，大小孩子都喜歡。

嬰兒期，副食品忌水果泥

滿月到會走路前的孩子，稱為嬰兒。寶寶會翻身之後，要小心別跌下床，若不慎跌落，因其動物本能還在，不至於太嚴重（當然也要看是從多高的地方跌落），只要保持氣血暢順，幫助他收斂精神即可。

此時可以親餵或讓他喝點牛奶來安神鎮靜，雖然牛奶寒溼，不建議大人飲用，不過幼兒陽氣暢旺，喝一點無妨。中藥牡蠣、龍骨、茯神之類，亦能穩定情緒。照顧者要保持鎮定、不慌亂，才不致把恐懼傳給孩子，或點檀香穩定磁場，必要時甚至去收個驚皆可。

待孩子情緒穩定後，腫痛處用尿溫熱敷（隔棉布加暖暖包保持尿敷溫度，謹防燙傷）效果最好，因為幼兒陽氣足，身體自有能量轉化瘀傷。關於尿敷，我有不少病人都親證它的療效，人尿隨身寶，緊急狀況很好用，我大都用於外敷，外傷跌磕、蜂螫蟲叮，確有療效；情況嚴重時，可佐以內服。

《本草綱目》載，人尿為輪迴酒、還元湯，童男的尿尤其好用，若緊急狀況，成人的尿也可用。人尿性偏涼，滋陰降火、止血散瘀。

副食品力保食材原味

臺灣地處溼熱，大人都不該吃水果，何況是稚嫩的嬰幼兒？製作副食品的食材選擇眾多，除了米穀，如地瓜、南瓜、馬鈴薯等蒸熟，佐以燙熟蔬菜打泥，都很合適，儘量保持食材原味，不添加鹽或糖。

幼兒期，少吃甜食，顧護腎氣

孩子會走路後到學齡前，稱之為幼兒期。這階段可能已送托兒所或讓保母照顧，外出受寒、有外感症候時，回家後須排寒。可以泡腳、喝溫熱飲、杜仲茶、薑湯、吃葱白粥等，顧護孩子的純陽之氣。

《素問・六節臟象論》：「腎主蟄，封藏之本，精之處也」。

所謂「藏」，一是藏（ㄘㄤˊ）五臟六腑由飲食水穀化生的精氣（後天之精），身體運作所餘的營養物質，會在夜間深度睡眠時轉化為精，藏於腎，封藏於骨，是維持生命、滋養人體各部組織器官，促進機體生長發育的基本物質。

二，是藏腎本臟之精（先天之精），亦即男女媾精的精氣，是生育繁殖的基礎，與人的生殖、生長、發育和衰老有關。所以先天之精亦須以後天營養精微物質為後援，五臟精氣充旺，腎精的生成、儲藏和排泄才能保持正常。

學齡前的孩子若發育較緩，乃腎氣不足之故。腎主骨生髓、通於腦，與牙齒發育也相關。可常喝杜仲茶、吃芝麻核桃酪、每日單吃一兩顆核桃也很好。但要注意甘甜入脾，脾屬土，土剋水，甜食吃太多會傷腎氣，影響孩子的生長發育，這不只是蛀牙問題，所以不要養成讓孩子吃甜食的習慣，更不宜以甜食作為獎賞。

【排寒問診錄】

慎防幼兒園裡的寒氣陷阱

Q

托嬰中心、幼兒園都有冷氣，再加上老師、保母多數沒有溫養觀念，給孩子準備的點心常是綠豆湯、水果、仙草、愛玉等寒涼食物，可能還有甜點、糖果、甚至冰涼飲料，簡直讓家長防不勝防。請問大環境如此，該如何加強防護呢？

A

夏天讓孩子戴帽子、繫小領巾（脖圍）非常重要，護住頭頸咽喉，減少冷房受寒的機會。並讓孩子穿一件稍厚的背心，「背為寒氣之通道」，督脈及四條膀胱經行背，護住背部能減少大半受寒機率。另外，內層要穿吸溼排汗衫，以免活動或受寒後汗出，來不及換，溼衣易再度受寒。準備稍厚睡袋及睡墊，午睡時使用。

每日自備保溫水壺裝溫熱飲用水，溫和但堅定地與老師、保母溝通，避免孩子吃進低於體溫的冰冷飲食，座位床位安排上，也避免坐或睡在出風口。活動時若常坐在地板上，就為孩子準備一個好拿取的坐墊。

不能吃、不想吃的食物，先跟老師溝通，也儘可能讓孩子明瞭為何不能吃那些「食物」；偶爾讓他嘗試，後果自負。如果這些禁忌只是壓制，孩子無法入心自發遵守，不但易激發叛逆心，長大還是會破功。

所以父母在身教的誘習進退，須有章法。並且要讓孩子從小不畏與眾不同，自在作自己。

亦可幫孩子準備一些適合排寒族的點心或小食。例如：減糖或無糖的南棗核桃糕、芝麻糕、原味堅果等。

12

學齡期，人格塑型的關鍵期

學齡期指小學階段的孩子。《素問．上古天真論》：「女子七歲，腎氣盛，齒更髮長……；丈夫八歲，腎氣實，髮長齒更。」進入生理週期，女生七歲為一週期，男生八歲一週期，乳牙始換恆齒。人生十歲，五臟始定，血氣已通，心臟血液可至下肢，再由靜脈回流，其氣在下，故好走（跑）。孩子衝來撞去，容易跌倒受傷。

扭挫傷最忌冰敷、外貼涼藥

任何跌磕損傷，都可能「筋出槽、骨錯縫」，跌倒後若有微傷，X光片照不出來，但有經驗的中醫觸診便知。一定要找位高明的傷科醫師檢查，正骨是第一要務。

骨頭調正，再服用行氣化瘀、提拉體氣的傷科藥，絕不要以為不痛就沒事，及時處理，以免舊傷留至成人，切記不能冰敷，以免反引寒氣入內。青春期少年血氣方剛，活動量大，同樣要特別注意傷損的問題。

外用藥膏經皮吸收，一樣具療效，勿輕忽它的藥性，不懂藥理、不識藥性，切忌隨意敷貼，尤忌寒涼止痛。輕微拉傷可能導致組織些微損傷，若尚在自體可修復的範圍，毋須再外用藥膏。

某患者曾因頸椎痠痛，外敷涼性藥膏，經一個暑假的治療，當時天熱，危害尚未明顯，秋涼之後，整個背發粟疹，始知先前潛藏的寒氣有多深，僅僅一段時間的連續外敷，不僅造成皮膚表面的傷損，還蘊積不少寒氣，為治病竟反致病，是最可非議之處。

培養穩定專注的心性

許多孩子的問題，如自閉、過動，其根本原因是「餵養與生活方式出狀況」，並非會交合，就能當合格父母；須時時學習自省，才能成為稱職的家長。

現代生產環境，新生兒甫出母胎即已受寒，寒氣若不即時排出，反因錯誤觀念與治療，益形嚴重，輾轉成難解之疾。若再加上疫苗、空調、冰飲、生冷瓜果之害，內鬱寒氣，留連化熱，重者影響心神，牽連神經，造成心性與行為上的錯謬，也就不足為奇。

這是遺傳疾病嗎？應該正名：**習氣病**、**生活習慣病**。孩子能有多複雜？提拉體氣，身體馬上就開始運轉了；當然久病的孩子需要更多時間，微火慢燉，逐步排寒，才能鬆解緊繃的身心。

一位特教老師告訴我，她接觸非常多經醫生、教育部鑑定的特殊學生，包含過動、亞斯伯格、情障、自閉等。不管是被貼上那種標籤的孩子，他們共通點就是異常避熱趨寒。這些學生幾乎不掛病號，許多人誤以為他們身體勇健，其實是**痼冷陳寒讓身體喪失了藉由感冒發燒釋放寒氣與雜質的本能**。這些學生在飲食方面非常挑食，偏愛炸物，明明正值青春，卻個個骨瘦如柴面無血色。此外，孩子很難集中精神，雙眼無神且不定，毫無定靜時刻。肉體方面，常見牙齒排列不整，許多增生齒或雙排門牙等問題，明顯是腎氣失調。

很多小病患經過一段時間調理，變得比較願意接觸人、好溝通、早入眠、更聰明、更有意願學習。可見身心健康的密碼就藏在日常生活軌跡裡。奉勸想要改善孩子體質的家長，從遵十二字箴言下手，注意生活細節，減少寒侵機率，戒絕西藥，身體慢慢回暖後，會自行開啟排寒機制。靜水流深，寒氣少、體氣越足的孩子，情緒越穩定。

當然，家長的言傳身教對學齡期的孩子至關重要，若能常保體氣不衰，自能有穩定的心性，配合運動習慣、規律作息，培養其溝通能力與服務熱誠，必然造就健康與成功的基石。

注意孩童過勞問題

過勞問題不僅出現在成人，現代社會，就連兒童、青少年都難倖免。家長或因工作繁忙，無暇陪伴，或想培養孩子多方面興趣，各種才藝、補習班因應而生。孩子放學後，泡在強冷的才藝班裡，若是室內舞蹈、運動類課程，汗出當風，寒氣易由毛孔入，為禍百端。甚至冬天安排游泳課，戕害陽氣，莫此為甚，對發育中的孩子尤其大傷。

又或校隊、體育班學生，清晨早起加入球隊、泳隊練習，該休息的時間，得不到休息，還可能過度運動導致體氣過耗。國高中課業尤其繁重，孩子必須兼顧課業與興趣，家長不得不留意，生病始於過勞，休息止勞，永遠是最好的藥。

媽媽帶著曬得黑溜溜的男孩來看診，掀開衣服，由腹部胃脘往胸部上泛細細的疹粒，問他癢不癢，答以「不癢」。我說這是運動後，身體尚在高溫發散狀態時，急速灌下冷飲所致。這個疹子是胃的眼淚啊！

處於運轉後餘熱未戢階段，驟然澆下冰涼，胃受寒侵，豈不哀號？寒邪由裡透表而出，當然也是體力尚佳，才發得出來。服暖胃溫裡藥，少佐風藥即可。

我跟這位體育班高材生說，以後你還得考基測、指考、研究所考試，以及無數的運動競技，一連串人生的考驗，憑什麼贏？

輸贏常常就差那一點點，那是什麼呢？贏在知道保護自己，不做耗損生命力的自殘行為；許多專業的體育選手，老來身體都不好，就是年輕時不懂保護自己、仗勢本錢雄厚，等資糧耗盡才知道苦。體力差就輸在起跑點，這是體力與意志力決勝負的時代呀。

【排寒問診錄】

夜尿嚴重乃因寒氣未解

Q

我的孩子已經小四，仍經常尿床，讓忙碌的上班族家長苦不堪言，請問有什麼方法能夠改善呢？

A

夜尿頻繁的孩子，可吃點益智仁、枸杞、桂圓燉糯米粥，暖腎固氣。不過，仍須從保暖排寒下手（尤其下半身保暖），才是正途。

我曾有個夜尿嚴重的小病患，一夜七、八次。六歲時吃過西藥，僅吃一次，夜尿即大幅改善，卻轉為咳嗽，又吃鎮咳藥，結果變成不時嗆咳，三年多來尚未痊癒，每次感冒，即頻尿益甚，引發咳嗽。

這道理很簡單，邪氣必有出路，病邪鬱積腎膀胱，不從表解，反而壓制，自然得另尋出處，又遭鎮壓，體氣弱走不了，只好待在原地喘息。這種風寒鬱積型的小兒夜尿，補腎藥吃幾缸也救不了他！唯有落實排寒，從根治理，方能痊癒。父母觀念正確，比服藥更重要呀！

13

青少年期，溫通助長

青少年約屬國、高中時期，此時腎氣萌發，但未達頂點，是性的初萌階段。青少年升學壓力最為沉重，然性徵已趨成熟，父母要注意引導，不要讓孩子在性方面過早啟蒙。

性徵的成熟受腎精調控，精化為神，神再化為氣，青春期少男少女對性的關注與好奇，受生理驅動，再自然不過，加之現代社會環境、網路媒體發達，孩子要接觸性事太容易了。若過早將精氣神投注在性方面，甚至沉迷於性或成為小爸爸、小媽媽（懷孕對少女腎氣損耗尤其嚴重），則智慧的開展必然受影響。

飲食有節，起居有常

國高中階段，陽氣熾盛，寒毒鬱熱排放更是熱烈，所以容易長青春痘。痤瘡的成因部分雖兼有肝鬱，絕大多數還是寒鬱化熱，毛囊皮脂腺堵塞，汗脂排放不暢所致。根結在寒，淤熱只是表象，光清熱解毒，徒然壓制底層欲發之寒氣，非但無法根治，只怕後果難料。從排寒治，需要耐心，各人時間長短不一，日久必見其功。

甫升國中的女孩，暑假來我診所調理兩個月，同時糾正生活與飲食習慣，歷經發燒、排寒的痛苦期，還有心理掙扎，不但鼻過敏症狀消除，身形拉長，肥肚消失，皮膚亮麗，還瘦了一圈。但因母親得了腿疾，女兒吃學校營養午餐，才兩個月，她背後又冒出一堆痘子……諸多努力，竟不敵兩個月的營養午餐！所以經常外食的朋友，請注意食物的選擇，並儘量自行煮食吧！

青少年陽亢，睡不著覺，誤以為體力很好，就拼命熬夜，其實是透支，飲食有節，起居有常得從小養成，作息配合天時，白天曬太陽運動，晚上不熬夜，寢室要暗，保護腎精，不過度濫用。當然，父母要以身作則。

青少年時期最好保持純真、心情愉快，不過度壓抑。真正陽氣暢旺、身體康健的孩子，時間到了就會想睡覺，一如自動關機。青春期同儕的影響力可能超越父母，所以在孩子幼年時就得下功夫，打好地基，幫孩子建立好的生活習慣——不熬夜，不食生冷、衣著恰當。親子關係良好，家庭磁場穩定，很多情緒與健康問題，便不容易發生。

少女暖宮防寒，終止痛經噩夢

《素問．上古天真論》：「二七（十四歲）而天癸[1]至，任脈[2]通，太衝脈盛[3]，月事以時下，故有子」，女孩差不多在這個年齡初潮來臨，預防性早熟，除了吃食要乾淨營養，避免不小心吃進環境荷爾蒙、人工激素，也要注意情緒和調，以獲致充分的安全感。生物的早熟機制，乃因其喪失安全感，身心失調所致，因而不得不快速成長，以確保完成生物週期。

少女經期保養

1. **禁食生冷**。女生平常就得留意「寒病從口入」，經期更不用說。

2. **經期慎勿洗頭**，平時也避免使用薄荷之類涼感洗髮精。雖然現有吹風機、熱水，但仍無法完全避免寒溼侵入。寒氣越重者，頭皮越易出油，頭皮屑即是寒氣的具體化生物。洗頭引起經氣上行，導致經血逆亂，以致下行受阻，經量經常驟減。

3. 避免穿著露肚、露背裝、短褲、迷你裙、七分九分褲，寒天、雨天不要穿涼鞋，或使用涼感衛生棉，以免寒氣長驅而入。

4. **某些運動在經期應避免**，例如游泳（用衛生棉條也不宜）、瑜伽的倒立、鋤式及肩立式，可能引致經血逆流或乍斷。

5. **舒緩經期不適，可酌量吃些甜食**，如兼具溫宮養血、散寒除瘀的薑棗茶、桂圓山藥粥、酒釀煲蛋花，可添加具化瘀功能的黑糖調味。

青春期肥胖

青春期，人事漸解，開始愛美，肥胖也是少女常見的煩惱。此時期的肥胖，除多好食冰冷肥甘，且因升學及成長期諸多壓力所導致的肝鬱氣滯，形成氣機壅塞、代謝失調的肥胖。氣機不暢，一則影響脾胃運化水穀及水溼之功能，以致膏脂痰濁內蓄；二則影響膽汁的分泌與排泄，不能淨濁化脂，濁脂內聚而積肥。熬夜晚睡及疲勞更是助肥元凶。

豐胸

中醫認為，乳房屬足陽明胃經，乳頭屬足厥陰肝經，胃主受納（營養吸收）、肝主疏泄（情志不調）；該吸收成長的時期，營養不良，沒有賦予足夠的材料，加上情緒鬱滯，小女生愛生氣，或者活動量不夠，發育怎麼會好？

有位年輕的女病人，高中時念夜校，白天打工，把自己累得乾巴巴，面黃肌瘦不說，還有點駝背，頭髮枯黃分叉，絲毫沒有青春少女的朝氣與活力。因為太忙，藥也是有一搭沒一搭地吃。終於等到她畢業又來就診，我想這回終於可以好好調理了，否則沒有充分休息，療效也會大打折扣。

沒想到她居然說：「可以幫我豐胸嗎？」我差點沒昏倒，豐胸也得先養豐潤了再說，氣血先調上來，休養生息之後再接著上路，這樣才能合軌呀。但她可能希望聽到「一個月大幾個罩杯、三個月大幾個罩杯」這樣明確的保證，這種話我說不出口，從此這位小姐也失蹤了。

還有一位大二女生，也說要豐胸。她的條件比起前面這位稍佳，「地基」較好，但有一些溼熱症狀，脾胃功能也不好，當然首先得做築基工程，再配合月經週期調理。這位小姐需要豐胸的原因是青春期減肥減過頭，減到胸部了，這在醫理上是站得住腳的。

有謂「胸大無腦」，指的不是沒有腦筋，而是心思單純，不胡思亂想；在抽高成長的發育期，這樣的人格特質，反而讓身體得到充分的伸展空間。想要豐胸，不要過度減肥，飲食營養均衡；心情愉快，作息規律，夜晚不熬夜，不過度濫用體氣，作息如法，胸部發育自然不會太差。

溫經食療

暖宮湯

食材　當歸一、二片，薑三片，黑糖適量。

作法　藥材洗淨，置冷水中煮滾，趁熱服用，濃淡隨意。

功效　溫經止痛，女性經來腹痛宜。

少年透過運動，轉移對性沉迷

《素問．上古天真論》：「二八（十六歲）腎氣盛，天癸至，精氣溢瀉，陰陽和，故能有子。」精滿則溢，自然會夢遺；氣上衝，開始長鬍鬚。青春期不宜在性方面過早啟發，例如看A片，或看見父母行房。若過度沉迷，則智慧的開展就會受影響，因為人的精氣神有限，必會顧此失彼。

讀高中的病人，小六就學會打手槍，曾經好幾次連續兩個月每天都打。他來治療鼻過敏及精索靜脈曲張，都已獲得改善，但又說：「我老覺得頭暈，頭腦空空，常常忘記要幹什麼，記性超差……」才幾歲的孩子，何等寶貴的精髓，豈容如此濫用？這三、四年的虧耗，得一點一滴地補回來。

中醫說「思想無窮，發為白淫[4]」，這檔事處理得當，可怡情悅身；若不慎走火入魔，損身敗精，得不償失。透過大量運動，可轉移性的衝動，不過切忌上完體育課，就衝進冷氣房或對著電扇狂吹、猛灌冰水。另外，我也推薦參加內觀中心的青少年觀息法。陽氣越足，寒氣少，情緒穩定，不易胡思亂想，方可專注學習。

心的鍛鍊從小扎根，觀息法有助學生靜心專注

觀息法（Anapana，對氣息的覺知），就是在氣息進出鼻孔時，觀察自然正常的呼吸。呼吸是自然的生理功能，沒有宗派之分。這是一種心的訓練，有助於發展心的專注，客觀而科學，很容易學習。

臺灣內觀中心兒童少年觀息課程[5]，對象是八歲到十七歲的中小學生。課程期間，學生學習觀息法，是練習內觀靜坐的第一步。目標是讓孩童與少年能體驗靜坐

的益處。規律地練習觀息法，有許多益處，包括：

1. 增進專注力與記憶力。
2. 增進心的覺知與敏銳。
3. 增進自信心。
4. 增進讀書與工作的能力。
5. 增進對他人的善念。

觀息法不僅有助學生靜心專注，也能幫助他們進一步瞭解自己，更明白心的運作。修習觀息法讓學生得以發展內在力量，能適當處理自己的衝動，導向正確而適宜的行為。

長高有方法，不一定要吃轉骨湯

很多父母在意男孩是否長得夠高，其實只要睡得夠、吃得營養、戒冰冷、不過勞、沒有隨便耗散體氣，加上適度的運動，能夠自然排寒，能量就會投注在腦力與身體的成長，按此方法調養的孩子，不必刻意吃轉骨湯。

若孩子真的長不高，除了體氣，也要考慮他成長過程，是否曾有跌打損傷，造成未化散的舊瘀。溫通助長，通常我除了補腎之外，還會添點化瘀藥。

註釋

1 天癸：「天」言其源於先天，「癸」言其本質屬天干癸水，寓義陽中之陰。張景岳說：「夫癸者，天之水，干名也。……故天癸者，言天一之陰氣耳。氣化為水，因名天癸，……其在人身，是謂元陰，亦曰元氣」（《類經・藏象類》）。因此，天癸乃先天之精，具有化生精血的功能，從而使男女具有生殖能力。

2 任脈：行身前，任者總任一身之陰，管控所有的陰經（手三陰、足三陰六條經脈），行身後的督脈，管控所有的陽經（手三陽、足三陽六條經脈）。因此十二經脈有問題，打通任督二脈，氣血自會通暢。

3 太衝脈盛：衝脈上至於頭，下至於足，貫串全身，為總領諸經氣血的要衝。經絡臟腑氣血有餘，衝脈能加以涵蓄和貯存；經絡臟腑氣血不足，衝脈能給予灌注和補充。女性一生與任、衝、帶脈盛衰消長，最是息息相關。

4 白淫：《素問・痿論》：「思想無窮，所願不得，意淫於外，入房太甚，宗筋弛縱，發為筋痿，乃為白淫。」痿，外感或內傷導致精血受損，肌肉筋脈失養，肢體弛緩、軟弱無力，甚至日久不用，以致肌肉萎縮或癱瘓。另一義為陽痿。指男子尿出白物如精及女子帶下病，陰中綿綿而下也。多因房勞傷腎，腎虛氣冷，腎主水而開竅於陰，腎虛胞冷，水液下流成淫濁。

5 臺灣內觀中心兒童少年觀息課程

【排寒問診錄】

皮膚問題要從改變飲食下手

Q

我帶兒子求治異位性皮膚炎、汗皰疹，吃了年餘的抗生素也擦類固醇，最近發現他背部出現白斑，大家都說白斑只有越來越嚴重，或只能控制，不可能痊癒！偶然機緣開始耙文，才知道皮膚問題都是寒溼引發，現在天天讓他泡腳，喝蔥白薑粥、杜仲茶和薑茶。希望把握黃金治療期，懇請醫師給我們建議。

A

舉凡溼疹、乾癬、蕁麻疹、汗皰疹、脂漏性皮膚炎、青春痘、痤瘡等等皮膚問題，都能從改變飲食，很快得到改善。出現白斑，是多年累積的結果，代表已出現陽虛表徵，務必從根治理。教孩子站樁（見第一四三頁），每日泡腳，排當天寒氣。

飲食忌諱，冰冷居首，包含冰淇淋、凍飲；水果次之，即使常溫水果，寒溼甜度仍高；第三高溫烤炸燥烈食品皆不宜，如糕點、炸雞、烤肉、薯條；四助溼的奶製品，冰牛奶、珍珠奶茶、優格等。青少年忙累，無力運化，又因陽盛、寒氣得以外排，故首先反映在皮膚這種表淺的問題上。

癢，是寒氣排放的症狀，是最輕淺的表邪，只要努力發汗（汗太多稍微補液，喝米油、杜仲茶），保暖，自會改善。吃中藥當然可以很快消散，但可以不藥而癒，為何一定要躲懶吃藥？除非碰到瓶頸，再來尋醫。有空去內觀，心無怖畏，疾症更快消解。許多「未曾讓我診病的臉友」，他們用這套理念與方法，治好自己。臨床證實，這是一套安全有效自力養護的痊癒之道，當然你必須身體力行，付諸實踐，排寒以年計功，日久自見成效。

14

成人期，長養撙節腎氣

青年期，不胡亂揮霍腎氣

古代男子廿歲行冠禮，視為成年。此時血氣始盛，肌肉方長，故好趨（快步）。小時候的毛病，例如皮膚過敏、鼻過敏、氣喘等問題，可能隨著腎氣充盈，陽氣旺盛，容易復原，老毛病看似好了，其實寒根未必盡除；若因此覺得體力尚可，就胡亂揮霍，冰冷不拘、熬夜無度、沉迷性事，只會讓病根埋得更深，等到中老年腎氣衰退，將引爆各種難解的慢性病。

青年前期進入生育階段

女性「三七，腎氣平均，故真牙（智齒）生而長極」，廿一歲的女性頭髮豐厚，身高也達一定高度，直到廿八歲，屬於女性的青年前期；男性「三八，腎氣平均，筋骨勁強，故真牙生而長極」，男性廿四到卅二歲間屬於青年前期。此時不論男女，都可進入生育階段，生理上是最恰當的懷孕年齡，此時繁衍後代，品質較佳。不過現代人晚婚，可能還未論及婚嫁，屬求偶階段，經常有各種情感糾葛，性生活自不在話下。

青年後期由盛轉衰

卅歲以後，進入青年後期，此時五藏大定，肌肉堅固，血氣盛滿，故好步（走路）。女性「四七，筋骨堅，髮長極，身體盛壯；五七，陽明脈衰，面始焦，髮始墮」，這說明女性廿八歲，腎氣成長達極致，是精氣神發展的頂點，此時應加強體能鍛鍊，睡眠充足，依自然節律作息。

卅五歲以後陽明脈衰，吸收與消化功能變差，血氣衰退，面始焦，髮始墮；此時要補血，注意腸胃調理。可透過拍打、溫灸、按摩足陽明胃經、手陽明大腸經，讓經脈暢通，筋脈好比水溝，千萬不要阻塞。若未妥善照護，家庭與職場壓力加之，容易發生腸胃道問題。現代社會女性晚婚、晚育，很多女性在青年後期才懷孕，生產的損耗，讓女性較男性更早老化。

男性「四八，筋骨隆盛，肌肉滿壯；五八腎氣衰，髮墮齒槁」。男性卅二歲腎氣成長達極致，四十歲之後下衰，常見掉髮、禿頭、牙齒問題。青年後期通常是成家立業、拼事業的年紀，注意不要過勞，應抓空檔休息。

許多人喜歡晚間下課、下班後運動，**疲勞時堅持運動，更耗損天然元真之氣。若在冷氣房運動，肌肉是練出來了（練形），但寒邪壅塞經絡，血脈空虛，才是隱藏大危險之處**。

我診病時，除了排寒，也須幫病人調理腎氣，把握這兩條主軸，治療才能事半功倍。成年後，腎氣務必撙節運用，好好長養固藏，才能一展雄圖。

中年期，調適夾心餅乾的壓力

四十歲起稱為中年期，這時人的陽氣僅剩一半[1]。其實女性的中年期應自卅五歲、男性才自四十歲算起，但我們統一由四十歲以後討論。中年期五臟六腑十二經絡，皆大盛以平定，腠理（毛孔）始疏，代表衛氣不固，容易受寒，榮華頹落，髮鬢斑白，平盛不搖，故好坐（若真的坐得住，不想走動，就去內觀吧）。

朋友談到他的藝術家密友，謂其近年作品已江河日下，不復當年水平。何以致此？原來此君好賭溺色，夜晚比白日還美麗，以致無暇讀書練字，書家氣勢盡泯，筆鋒與力道如同衰憊的身心，直墜下坡。

左後腰臌起氣結如石硬，走路都不免略見傾斜。殊不知所有創作皆須腎氣鼓舞，凝神定志，始得佳構。不知保養、節用腎精，一味浪擲聲色之間，人力回補尚且不及，那禁得起歲月再加摧殘？

這位仁兄還經常傳色情影片給我朋友共賞，並不聽勸。某次他不小心誤觸按鍵，把色情影片傳到聚會所的群組，這下連九十歲的老教友都看到了，人在國外的老婆打電話回來質問，方知闖禍。朋友調侃他：「我勸你不聽，這下好了，這正是『上帝的懲罰』」。

腎氣強弱與衰老速度成反比，腎主生殖、生長發育，男人最在意的性功能，女人最寶貴的青春，莫不由腎氣勃發而來。

齒牙與頭髮則是另一個評估腎氣虛旺的外在指標。腎氣實，髮長齒更；腎氣衰，髮墮齒槁——齒牙與骨同源，齒為骨之餘，亦由腎之精氣所化。腎，其華在髮；腎氣足，頭髮自然豐華。髮又為血之餘，血氣足，頭髮烏黑柔亮。

所謂「腎充則髓實」，筋骨的強健、腦力的發達，骨髓、腦髓都與腎氣息息相關；腎氣充旺，精盈髓足者，不但精神健旺，精巧敏捷，且筋骨強勁，動作有力。反之，腎虧精虛髓少者，往往腰酸骨弱，精神疲憊，頭昏健忘，動作疲懶遲緩。體力與腦力是革命的本錢，少了腎氣所推動的「志」，啥事也幹不了。

女「六七，三陽脈衰於上，面皆焦，髮始白」，女性四十二歲，三陽脈衰，代表胃、大小腸、膀胱、膽、三焦等六腑的功能都不如以往，消化功能進一步減弱，中年婦女更應戒食冰冷、水果，做好保暖，保持身心愉快，經絡疏通。

男「六八，陽氣衰竭於上，面焦，髮鬢斑白」，中年期通常處於夾心餅乾狀態，上有健康欠佳的老父母，下有未成年幼子，如何因應多重壓力，除了飲食起居有節，常保體氣不衰之外，如何維持情緒穩定、不因外在環境、壓力暴走潰堤，是中年男女都要修習的一門功課。

情緒是自然流洩的產物，有些人感知特別敏銳，有些人不輕易「瀉毒」，表面上看來春風和煦，骨子裡冰寒透髓。這種人常是大病的「潛在」候選人，只要逮到空檔，交感神經稍一鬆懈，狀況就可能接踵而至。記憶是很奇特的魔法，質量輕的會自動散逸；帶著厚重情緒的，反而會鐫刻在細胞裡，永世跟隨。

所以，不要死抓住那個或這個痛，心存感激，踏踏實實作自己，有話直說，有屁就放；至少悶氣要有去路。在不礙大局的情況下，尋隙減壓，也是合理的生存之道。

勞極為病，生病乃始於過用

所謂「焚膏油以繼晷，恆兀兀以窮年」，是典型的憊極致虛矣！勞極則精罷，五臟六腑俱虛，以致肌肉削而羸瘦。一家之主不好當，很多人累到自己都搞不清楚怎麼一回事，成了「勞極」之症。中壯年者，務必小心過勞的殺傷力。

一位多年不見的老友說，整個人不知怎麼回事，完全沒力，常有眩仆感、頭脹，現在不敢一個人待在家裡，怕出事沒人知道。前幾天突然全身發冷，送醫院也查不出啥名堂，頂多就是有點二尖瓣脫垂，但這會造成近似失能的狀況嗎？

這是極度虛損，就像電瓶沒電了，機器要走不走，發出奇怪的嘎吱聲，但它並未損壞，只要灌飽電力，又能順暢運作了。我自己也常有這種「沒電」的狀況，若只是疲勞，照照頻譜儀、遠紅外線燈，瞇個十分鐘，能量就回來了。

但準大病前期的這種功能性障礙虛損，就沒這麼簡單，不光休息就能補得上來，只能靠藥物及其它方法提升能量。後天的元氣耗損修補較快，一時過勞，休息一下、好好吃些食物，又可以撐下去；但若長期過勞，損了先天底氣，恐怕就沒這麼簡單了。

疾病中年「復發」的原因

從小氣喘，必須吸類固醇止喘的病人說，服藥後連燒五日，最後兩日發氣喘舊疾，胸痛如火灼，喘甚汗出，幾乎吸不到氣……兩日後諸症自息，只餘肺深部咳嗽。朋友家人都勸他急診，但他堅持過來，沒接受壓制性處置，如今長年鼻塞已通、黑眼圈減淡、不用戴口罩（原本不耐冷空氣，連睡覺都要戴），證實是排寒無誤。

之前幾位醫生都曾跟他說，幼年氣喘，卅五歲之後常會復發。他來我處就診前，亦是西藥不斷。我告訴他，這是體氣提升，在排舊疾；若未從根本排除寒氣，到四十歲正值中年「三明治」時期，老幼兩代均要照顧，疲勞與病氣迭加，陳疾再也壓制不了，於是全面崩盤，謂之「復發」。

高齡懷孕有賴肝腎精血協調

中醫認為，人賴肺氣輸布、脾胃運化精微的營養物質，藏血於肝，女子以血為主，經水調為受孕的基礎；腎為生殖之本，主藏精，稟受於父母，為構成胚胎的原始物質，女性的成長、發育、妊娠及衰老，腎居主導地位。故受孕有賴肝腎精血同調的協合作用。

四十三歲高齡生第一胎的患者，子宮肌瘤七、八公分大，竟還工作到生產前一天！以下是她的親身經歷：

養胎真的「很重要、很重要、很重要」（一定要講三次）——我好福氣讓李醫師養胎，雖然是懷孕後才開始調身體，懷孕期間「好吃好睡好心情」。

生產時我沒打無痛分娩，撐了四小時，進產房不到五分鐘，噗通一聲寶寶就出來了。沒剖、沒剪、也沒傷口，連醫生都嘖嘖稱奇，跟身旁的護士說：「誰說高齡有肌瘤一定要剖腹、一定要打無痛分娩？你們看看，人家還不是生得很快⋯⋯。」一針也沒縫，就從恢復室轉入一般病房了。換了病房後，我便能下床走動。

孩子現在一個多月，一樣好吃好睡，我家隔壁早半年多生的媽媽羨慕死了，她家娃娃到現在還是動不動就哭整夜。我也覺得身子比產前又虛又怕冷的狀況好很多，應是孕期調理加上月子做得好吧！

各人稟賦條件不同，如果母體根柢強壯，氣血足，且肝腎不虧，高齡自然受孕並不足為奇；否則一個四十歲左右瀕臨更年期的女人，本身已處於腎氣虧耗的不足狀態，又失於調護，有什麼資糧孕育新生命？即使人工受孕、做試管嬰兒，不調整體質，還是不易成功。如果條件不具足，高齡懷孕可就是體能與心力的一大挑戰了。

如何面對壓力？

壓力是種種情緒無出口的壓縮產物，它隱形存在，無聲無息，日久會腐蝕心智，敗壞肉體。我們該如何面對呢？

首先要願意正視生命的實相，我推薦單純素樸的內觀禪修。《素問．上古天真論》提到：精神內守，病安從來？善性的光明，來自內心的覺醒，外來的加持只是暫時的依恃，最終還是得回歸自己！人始終要面對的，只有自己。內觀這條默照之路，不偏不倚正好也是中醫源頭所示的壽康與明心見性之道。

此外，運動流汗、曬太陽、站樁、戒生冷、遵守十二字箴言，維持體氣不衰。排寒族當心領神會，寒氣少，心性穩定，身不為無形外邪綑綁，自然知所進退，更能坦然面對壓力。

壯年期，補養肝血為主

進入壯年期，人生已半百，肝氣始衰，肝葉始薄，肝血涵養不足，膽汁始減，目始不明。肝開竅於目，因為體氣不足，血無法上送，眼睛開始看不清楚，出現老花眼，這時期無論男女，都要補養肝血。

女性「七七，任脈虛，太衝脈衰少，天癸竭，地道不通，故形壞而無子也」，女性五十歲左右進入更年期、甚至停經，無法再生兒育女。女子以肝為先天，尤其產後耗損的婦女，必調肝補血。心臟運轉，須有充足的血量灌注，若血量不足，心臟就會早搏，要多打幾下，才能打出足夠供給身體的量，這時可能就容易心律不整。

所以更年期後，血量不足或血液品質不佳（如地中海貧血）的女性，容易發生心臟疾病、心腦失調，如高血壓，甚至導致缺血性中風。

男性「七八，肝氣衰，筋不能動」，五十六歲時肝氣衰弱，而肝主筋，肝血不足以濡養筋，則筋硬，肢節百骸迴轉不易，身體佝僂；也可能難舉，影響性生活，所以要常做拉筋運動，越年輕開始越好。

蹲馬步／站樁口訣

站樁是中華武術的基礎，練習時早上朝東，晚上向西，可活絡經絡臟腑之氣，於養生大有裨益。初習肌筋身形僵拘，不必勉強符合要求，只練高位的養生樁即可，不必站得過低，日久自會調整。持之以恆，必見其效。

- **立身中正**：雙腳打開與肩同寬，頭頂百會與會陰形成一直線。
- **虛靈頂勁**：頭容正直，神貫於頂，百會如有絲線般懸起，舌抵上顎，下顎微收，兩眼平視。
- **含胸拔背**：胸口微微內含，兩肩中間的脊骨處似有鼓起之意。

・**沉肩墜肘**：肩鬆開下垂，肘往下鬆墜，掌心朝下，微微坐腕，舒指。

・**鬆腰坐胯**：胯沉下坐，腰不僵挺，屈膝微蹲，膝蓋不超過腳尖。

・**斂臀圓襠**：尾閭內收，襠部開圓，會陰微微含住。

・**氣沉丹田**：自然呼吸，意守丹田，丹田位於臍下大約四橫指處（關元穴）。

・**扎根入土**：腳掌平貼地面，重心後移至腳跟，保持前三後七的重心比例。

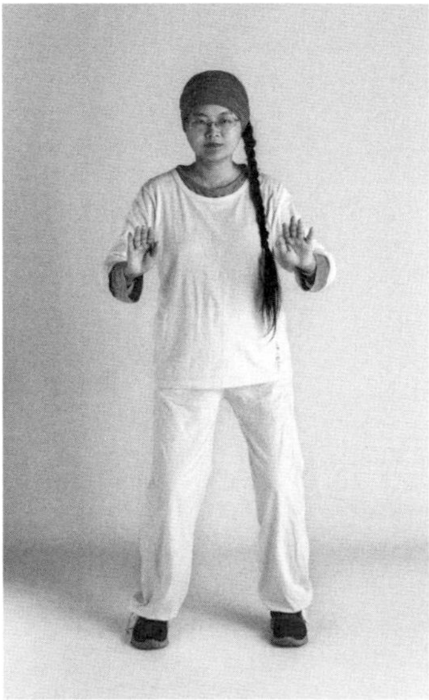

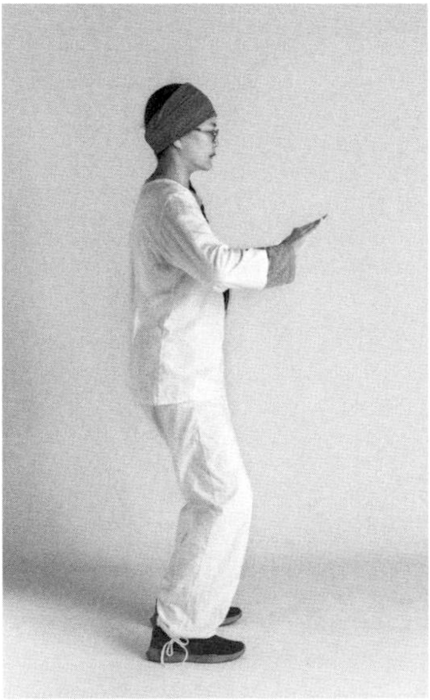

女子以肝為先天

中醫認為婦人以血（尤其肝血）為本，女子屬陰，一生數傷於血，故有餘於氣，不足於血。肝為血臟，藏血功能、疏泄正常，人則少有情志之害；反之，肝之陰血不足，稍遇情志怫鬱，即成肝鬱氣滯之證。

某位很乖的女病人，一直遵從長輩教導，始終把別人的立場、別人的需求放在第一位，多年來壓縮自己，拼命付出，卻落得一身都是病。

她說：「原本以為自己狀況好得都快『畢業』了，沒想到情緒風暴又把我打回原形……那天暈起來，真的好嚴重，跟以前最嚴重的情況類似……。」

我說，這完全是心理層面過不去，心結難解，肉體其實已經處理得差不多；我還打算跟妳說可以暫停藥了，除非有狀況，才補強一下。這次卡關，意謂還有學習空間，也就不必苛責自己。

肝血不足，尤以更年期，生理狀況多，又遭逢孩子的叛逆期，心理調適不及，能量水平低落，情緒更易波動，所以不少更年期女性出現情緒暴躁、憂鬱的困擾，這跟肝氣衰也有關。許多婚姻中的女人何以容顏衰敗，都是因為無止盡的透支啊，情緒問題增加養肝障阻，形成惡性循環，不可不慎！

補養肝血平時可以多喝南瓜濃湯，將南瓜洗淨連皮蒸熟，紅棗數顆去核，與堅果一大把和適量椰子油，加熱開水，用果汁機攪打，再攪拌煮滾即可。

註釋

1 《素問．陰陽應象大論》：「年四十，而陰氣自半也，起居衰矣」。陰陽為互辭，互換之詞，故此意為：年過四十，陽氣只餘之前一半，陽氣不足，陰精自然隨之亦虧。

【排寒問診錄】

經前不悅，只是血氣失調而已

Q **請問醫師，經前不悅，甚至憂鬱，是因為血氣不足嗎？要如何調養呢？**

A 經前不悅或憂鬱常是營養不足、血氣低落，可能先天不足，後天又失調。小孩沒能量就會「魯」，大人也一樣啊！素有「鬱證多患婦人」之說，經前情緒起伏，正如月有圓缺，彼時身體能量水平低下，充其量只是血氣不足所致，絕不類同一般所謂的「憂鬱症」，只要給予適當調理，湯藥、食養，加上心理慰藉，很快可恢復正常。吃好、睡好、心情自然就好。誤送精神科或身心科，沒有根本治療，血氣失調，加上誤服西藥，將陷入萬劫不復之深淵。

15

老年期，男女都要調心腎

「人生七十古來稀」，指古代營養匱乏，生存條件困頓的處境而言。如今國人平均壽命已達八十歲，這些長者皆飽歷人生風霜，克服種種難關，才得以安抵暮年；不管心境如何，在我看來，也算是一種成就！面對「老」字，我們應如何自處，並樂活其中？我以一個醫者的角度，在「老年世代」已然成形之際，提出一些看法。

初老，從補腎精下手

六十到七十歲之間，我們定義為初老。此時「心氣始衰，善憂悲，血氣懈惰，故好臥」。男性「八八天癸竭，精少，腎藏衰，形體皆極，則齒髮去」，六十四歲的男性，生殖力大幅下降，可稱之為男性「更年期」，只是不若女性明顯。不管男女都要加強補腎，預防骨質疏鬆。老年人怕跌，骨質疏鬆光吃鈣片無效，還是要找中醫調養，由溫養腎氣，補腎精下手。

老年人忌運動過度，顧護元氣最重要，勤練甩手功、打太極拳等都是長輩較適宜的選擇。就算不方便運動，也要利用好天氣外出走走、曬太陽，尤其背部乃膀胱經循行之處，寒氣多聚於此，「天灸」曬背是老人很簡易的保養方法。

老人跌倒務必先照X光

我母親曾在飯桌旁摔了一跤，右臀著地，吃了父親開的藥，之後一陣子沒太大狀況。豈知某晚，突然站不起來，無法走路，夜夜難眠，疼痛如針刺。一個多月後才想該到骨科照片子，答案揭曉：股骨頸骨折。立即安排開刀，術後喝水藥，恢復速度還算可以。

原來母親先前在浴室跌倒與這次飯桌旁滑跌，一樣是右臀著地。但因父親中藥處置，母親毫無所苦，竟然失察，我猜想當時或許即有骨裂，若服大劑水藥，很快即可癒合；此次飯桌旁滑跌，一樣沒有立即狀況，十幾天後，才突然不能走路，因此失去警覺。

人的股骨中，股骨頸較細，承受力量最大，隨著年齡增長，股骨頸骨折發生率隨之增高。有些人跌倒骨折後，無移位或嵌插骨折，仍能勉強行走或騎自行車。骨折後繼續活動，易造成誤診和骨折移位等。老人跌倒，若感到髖部疼痛，髖關節任何方向的主動或被動活動，均會引起疼痛加劇，不能站立和行走者，都要考慮是否已發生股骨頸骨折。嚴重骨折者，患肢明顯縮短，受傷的下肢會向外側旋轉。

提醒大家注意，老年人跌滑，一旦股骨頸骨折或疑有骨折，應立即停止患肢活動，及時送醫照片子檢查，其實就算一時無症狀，也最好去照個片子確認。及早發現或可僅服中藥，免去刀劫；遷延誤治，就只有開刀一途了。

注意溫差變化

交節氣時，身體特別容易出狀況，對老虛者尤其靈驗，每年清明、冬至前後都是大關卡。溫差變化造成平滑肌痙攣、血管收縮，如果再有其他促因，一不小心往往致命。再三提及保暖、溫熱食的重要，不要小看這些細節，此乃保命的根本。

一位老病人，劇咳才新痊不久，正在調理失眠問題，突然又來電話說自己很不舒服。原來她與一群退休同事聚會，風大的天氣，居然到通霄海邊看風力發電！那天頭痛了一天，未即發病；過兩天開車接送一位重感冒的朋友，回去後出現感冒症狀。夙體虛寒者，平日須善自珍攝。退休長青族出門前最好看看老天爺臉色，實毋須招惹麻煩！

許多中老年人有清晨運動的習慣，冬天最好等到太陽出來，吃點小食、喝點熱飲，比如沖泡的四神、五穀粉之類，暖了肚腸，才好出門。寒流來時，就在家練練，不必執著一定要到達什麼標準，有人就這堅持，把命送了。或者改成傍晚運動也行，比較不用擔心溫差變化，造成猝發急症。

恬淡少慾是正途

老年戒之在「得」，要恬淡少慾，最忌臨老入花叢，還沾沾自喜。老年人時間寶貴，如果還花力氣在現實物質面的追逐與掠奪，貪婪與慳吝只會蒙蔽人最清明的自性。例如老而迷途，沉迷牌桌、賭局、股市、男女關係，不免有得失心，這都不利於壽健。

藉工作活絡心智

初老這十年好好保養，還是可以工作，只須減少工作量，也不必像年輕時那樣衝鋒陷陣，至少要花一半的時間照顧身體。

老，無法以生理或年齡界定，而是一種無以名之的畏怯退縮僵固氣質，更直白地說，心態「朽化」，鎮日長吁短嘆，似乎待時而歸，這種「哀莫大於心死」的意志弱化現象，實是健康大忌。在壽命日趨延長的今日，假設六十歲退休，退休後的年光仍佔生命的四分之一或更長，這麼長一段時間，究竟應如何安排，得好好規劃。

推遲退休年齡，已是大勢所趨，當然這也是健康老人才有的機會。所以，依此趨勢推論，學習、健康管理與投資、適度工作，已成為新世代銀髮族生活的主軸。最遲自五十歲開始，持續的健康管理與投資，不得懈怠，日久自見其功。工作是活絡心智最佳途徑，並藉之維持適度的社會人際網絡。只是已逾知天命之年者，對於職場種種，應擺脫早年嗜血的追逐，以更純粹、奉獻的態度來面對——因為一切自有「天酬」。

中老，清除身心垃圾

七十歲到八十歲，謂之中老，此時脾氣虛，皮膚枯。脾主運化，將吸收的營養，運送到全身，脾氣虛代表營養的吸收不如以往，可吃些健脾益氣的藥，但忌亂補。

找合格中醫師整體調養

人到老年，健康存摺多呈負成長，再不能如年輕時冶遊晏起，可會動搖骨本。老年人多少有些虛損之象，尤其是久服西藥者，虛損尤甚；臺灣乃溼熱之地，加之肉食為多，熱壅體質者不在少數，因此務求清除體內垃圾，維持血管、氣管、腸道「三通」，以期氣血平衡。

年輕時還能只靠運動養生，到了老年，多少得靠藥物調補。若有合適的藥，就算要花點錢，也不該省；可切忌道聽塗說、自己亂補。尤其健康食品，缺乏整體概念，吃錯還不如不吃。因此老人養生應請教可靠的中醫師，整體調養，以取得最佳療效。

年高體弱者，受寒症狀不明顯

老人家格外需顧護「心腎陽氣」，才有體力周身運轉，對抗邪氣。有時只是整個人懶懶的，或這裡痠那裡痛，其實都只因受寒，無力發汗，喝個薑湯、熱粥，緩緩發汗就會好很多。

一位年近八十的阿嬤來診，說下腹悶痛三星期，住院檢查，胃鏡、大腸鏡，都查不出所以然。吃了西藥腹痛稍止，但人憊懶，沒元氣，胃納差，已經五日未排便。阿嬤有糖尿病史，我讓她吃潤腸及提拉元氣的藥，因為肺與大腸相表裡，要通便也須提拉肺氣，另外還給感冒藥。服藥第二天肚子痛好了，第三天之後就順利排便，我可沒給瀉藥。

為什麼要吃感冒藥呢？老人或體衰者，不知那裡受了寒，卻沒體氣發出來，症狀不明顯，甚至全無症狀。明明受寒不舒服，卻說不出那裡不對勁，可能是一般風寒，也可能誤食生冷，包括低於體溫的常溫食物，對腸胃虛弱的人來說，悶在體內，沒力氣發出，其實只須給溫裡排寒藥，一吃見效，便秘也很快解決。

寒主收引，寒氣所致的拘急疼痛，光吃止痛藥、做復健、推拿效果不彰。寒氣往往會從身體最脆弱處表現出來，因為沒有上呼吸道症狀，很容易讓人誤以為是什麼奇怪的症頭。

儘量清除心理垃圾

人到老年，或許知交尚未半零落，但寵辱泰半經歷，百般滋味自在心頭；即使閱歷不多，總算也見過一些世面。生活上若還有些起起落落，能處理的當場解決，否則不妨一笑置之，算了吧！「淡」以處事是老年人最佳守則，否則動怒，血壓一高，中風走人那也算了，最怕落個半癱；須知久病床前難得孝子，這種麻煩事還是避著點好。

老年人要儘量清除心理垃圾，回顧此生，了解並接受有關自己的一切，家庭、眷屬、工作……一切皆源業因，果報自受。人老了，最怕憤恨之心、妒欲之火仍熾，現實與往事交煎攪擾，不僅自己不快樂，還禍延親眷，荼毒三代。老人的命寫在臉上，線條糾結，緊繃的臉，說明內在沉重的負荷與壓力。惟有真正放下，好好清理內在傷痕，才有重新面對與出發的力量。

有次四念住內觀，參加者全是舊生（至少必須參加過三次十日課程），一位八十歲的阿嬤，總是早早梳理整齊，坐進靜修堂，在位子上閉目用功。作息一如大家，一樣禁語。已是兒孫成群，幸福開朗的阿嬤，為什麼會來內觀呢？

這些問題我還來不及問她，但我想到許多同齡老人，早已得依靠輪椅拐杖，身形偏傾，而她卻還一派泰然，為何差異如此之大？答案只有一個，全繫乎心性。

一個人現世的心性是累世業行的加總呈現，現下她鬆緩寬柔的心性，必是累世積極用功琢磨的成果，所以在她上世臨終的剎那，得以平靜的心情連結到下一世情緒波頻較鬆緩的家庭，之後再與類似振幅的人結緣，善業累積善業，善的循環因而持續，也因此她的人生看來較順暢。所以好命自修習中來（了凡四訓其來有自），不是燒香拜佛就能有的。

很多社會新聞，常見不幸總發生在一小撮人，禍不單行，磁波接近的一家人，接二連三走衰運，惡的循環相續，只有一燈才能破萬年暗黑；惟善因薄弱，一旦惡業現前，惡的能量只會把人拉下萬丈深淵。

無可奈何之中，還是只有修正心性，才能救命，一旦開始輻射出善的能量，新的生命循環就啟動了，也許無法在此世收成，但未來必有斬獲。為了你自身的利益，請開始檢視、修正積累的業習吧！

我只推薦單純素樸的內觀禪修

我常介紹的內觀禪修，是佛陀成道時用的方法，他曾學過當時印度流行的各種法門，最後用這個方法成道；之後他就廣授此法，直到八十一歲圓寂。這個樸素的方法，經口耳相傳，阿育王朝後兩千五百年，經印度葛印卡行者推行至全世界。

這是一套讓人靜心、照見自己的方法，無宗教色彩，跟後世佛教更無瓜葛。這套樸素的法，學習有其次第，前三日半教觀息法，這是內觀的基礎；一般人從塵俗高速運轉中，若要急速深潛，需要轉換迴旋的時間；經過這階段的洗塵，或者休養生息，打瞌睡也正常。第四日下午就可正式進入內觀，好好領受法味了。

無論如何熬過去，才能一層層深入，進行身心的大手術。這麼大的工程，沒有十天怎麼夠呢？若僅三兩天，光是熱身清理都來不及，遑論深層清創。全程禁語，毋須理會旁人、毋需社交，只管專注在自己，心不外馳。十日，乃遵行古制，自有其實證依據。

我只介紹我清楚、信任的內觀中心：

・**臺灣內觀中心：**

・**世界各地內觀中心：**

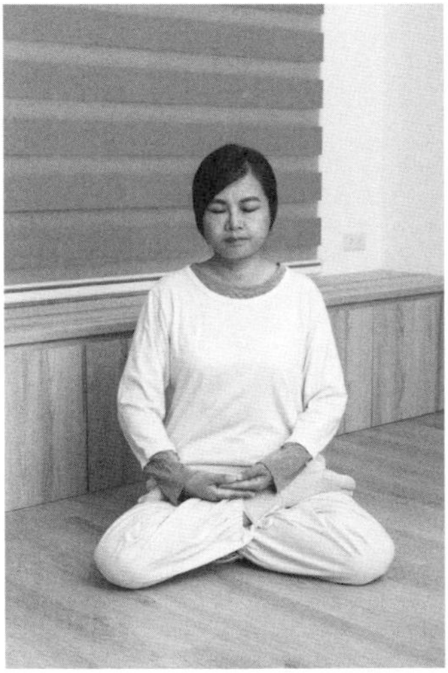

耄耋之年，不用特意排寒，提拉體氣就好

耄耋是指八十歲以上沒吃西藥、少食生冷、寒害少，行動自如、能自理的老人。此時肺氣衰，魄離，故言善誤，容易講錯話。中醫認為「心藏神、肺藏魄、肝藏魂，脾藏意，腎藏志」[1]，八十歲以上的老人魄離，肺氣自然虛，所以老人是肺炎的高危險群。肺出問題常與心臟功能差有關，因此肺氣腫患者，首要固護心臟，必然是心臟先弱了，肺才跟著虛。

耄耋之年，常有生命交關的緊急狀況，凌厲地考驗著病人、家屬與醫者。好友的母親九十五歲了，向來西醫治療，中風後吃很多心臟科西藥、利尿劑。因為腸梗阻，每晚腹脹痛，無法安眠，排好開刀日，想找我開個藥看這空檔能不能讓母親舒服一點。

好友全家都是西醫派，對中醫全無概念，但看到另一朋友讓我治得不錯，電話就打來了。我開了藥方，第二天她讓老母親服了，據說睡得極熟，血壓比平常高一點，136/109mmHg，再量一次 126/76mmHg。

我告訴好友，這年紀的「正常血壓」不能按一般標準，即使再高些到170、180mmHg，都是正常；可見老太太平常是處在「低血壓」的狀態，可憐的腸子那有力氣蠕動？甚至進而萎癟，也屬必然。

所以我說：「令堂不用排寒，提拉體氣，讓她有點元氣就好。」

老國醫馬光亞醫師的長壽養生祕訣——推湧泉穴

我的老師馬光亞醫師在他六十二歲至八十歲，將近廿年的歲月，每週都南下台中中國醫藥學院擔任教學與臨診工作。最後由於病患過多，為了健康，才毅然停診。直至九十一歲，除了腿力稍差外，老師依舊耳聰目明，滿口真牙。馬老師推湧泉穴多年，九十多歲華髮猶盛。湧泉穴為腎經井穴，常推之增記憶、不老、髮茂盛。

湧泉穴位置約在足掌前三分之一中央。

推湧泉方法：右手抓右腳，左手抓左腳，大拇指推拿腳底，循足掌中央線，推壓到足掌前三分之一，大拇指慢速推進，作圓形轉動，可反覆行之。

與其殘照歹活，不如瀟灑轉身

據報，臺灣至二〇一八年下半年，進入老人社會，每五人中即有一人年逾六十五歲。老，是生命自然演化的現象，如何優雅地老去而無所苦，的確需要好好思量。若不及早面對，只是無知無覺地老下去，自然會有苦頭吃。

首先，在你還能做決定時，先決定你要怎麼死，天災意外就不在話下，若得了重大疾症或要死不活的等死症，要不要拖下去，讓肉體綁著心靈坐牢？若還能發話時，自己先說清楚，免得讓晚輩為難。

其次，關於財產，毋須過早分配給子女，可每年視狀況更改遺囑，做個公證，以免身後徒留紛爭，甚至讓自己不得好走。實在說，兒孫自有兒孫福，把他們養大就夠了，留德留技藝遠比留財實惠。

第三，趁還來得及，趕快糾正過往種種不是，包括身口意、生活飲食起居的種種胡搞瞎搞，當然走過必留下痕跡，還有力氣處理就當珍惜，趕快了結。

病患說，先生四度中風後，忙於醫院間「流浪」，回診時閒聊：「當時醫生問要不要救？兒子說要，我只有一票，明知先生瀟灑，絕不願苟活。但放棄的話，卻也無法說出口。現在兒子嚇到，他們不知後續情狀如此慘烈……。」

是的，慘烈到病人無尊嚴、無明日，而家屬身心俱疲。根本不可能治好，只是維持著殘缺生命功能的「活死人」，究竟有何意義？為什麼要這樣折騰？

另一病人告訴我，香港的安養院，病人若有狀況就趕緊餵營養粉，因所耗不多，卻能留住病人。多一個老人就可多從政府那領多少錢，家人照顧不了，只好送安養院，在這樣的機制下，商業掛帥、現代醫學觀念主導，老弱病人能得到什麼良善的照顧？頂多不過「讓你呼吸」！

一位病人小友說得好，為何要排寒？就是希望現在「好活」、將來「好死」，走得乾脆俐落，自然灑脫，何必牽拖旁人？還長照，根本是殘照，一堆腦殘！

活著就要動，趕快磨練鍛鍊肉體，盡其所能，好好活著；若不能動就走了吧，換個肉體好修行，滾滾紅塵，不過是讓我們歷練的場所，「世界」很大，毋須侷限在這小小的地球。時間到了，就走吧！

註釋

1 魂神意魄志，五臟藏五神：魂神意魄志，對應肝心脾肺腎。

魂隨心神所做的思維意識活動，所謂「隨神往來者謂之魂」；一旦心神無法統領時，則會表現夢幻夢遊。魂與肝的疏泄及藏血功能關係密切，肝氣調暢，藏血充足，魂隨神往，魂的功能便可正常發揮，即「肝藏血，血舍魂」，一旦肝失疏泄或肝血不足，魂不能隨神活動，即易出現狂亂、多夢、夜寐不安等症。

神藏於心，統領和主宰精神、意識、思維、情志等活動，五神五志均屬心神所主。

意舍於脾，一念之生，心有所向而未定者，曰意。脾氣健運，化源充足，氣血充盈，髓海得養，即思路清晰，意念豐富，記憶力強；反之，脾的功能失常，則表現為少思、健忘。

魄之為用，能動能作，痛癢由之而覺也。魄源自先天藏於肺，有關本能感覺和支配動作的功能，即無意識活動皆屬之。魄全則感覺靈敏，耳聰目明，動作正確協調。

志，意已定而確然不變，並欲付諸行動。意與志，均為意念所向，腎藏精，精舍志，腎精生髓，上充於腦，髓海盈滿，則精力充沛，志的思維意識活動亦正常。若髓海不足，志無所藏，則精神疲憊，頭暈健忘，志向難以堅持。

【排寒問診錄】

老人大面積拍打、過汗更傷身

Q 請問坊間流行的拍打，為什麼會讓人感覺舒服呢？有沒有什麼特殊禁忌呢？

A

老人、孕婦、術後體虛、女子經期、心臟功能夙有問題者，要特別注意因拍打而出現的高血壓現象，如同年老體虛者泡溫泉，同樣是血液因受熱而湧向體表，造成心供血不足，頭暈心悸都還好，要特別小心缺血性中風。

家父初次拍打後，一時腦袋空白，連話都說不出來，趕緊服藥後始安。究竟年紀大了，陰血陽氣皆虧，拍打位置與力道重了，氣血擁聚體表，導致心血匱乏，無法即時上輸，這種暫時性的供血失調，極可能導致中風。無論如何，老人首先得顧護心臟為要。

一位老病人說，原本調得很好的血壓，竟在連續拍打兩個月後又飆高……。他不只讓人拍打，還每天喝薑茶、泡腳，拼命發汗。我趕緊叫停。不辨體質，三伏天拼命用薑，大量發汗，不知節制，風險極大，根本是心衰、中風的潛在候選人。

這是典型更年期後陰虧血少的高血壓患者，初期拍打部位有限、劑量少，尚無感覺；越打越上手，不僅面積大了、也經常拍出痧來，那些痧是從血管拍出來的滲血，當然會帶出一些鬱積的虛熱，人會覺得舒爽些。但是短時間快速把血液帶往體表，對原本血少的人可就造成負荷，心供血不足，不得不升壓自救。

陰虧血少、年老體虛者切勿單方胡搞，殊不知汗為心之液，過汗津虧，陽隨之亡，是極危險之事，暑傷心，其義在此。**夏天因冷氣無所不在，固然需用薑、也宜泡腳，尤其是鎮日在冷氣房工作者。但若平素已汗出粥粥，卻還硬要喝薑湯、泡腳，不是找死嗎？**

凡事無標準答案，不過因時因事因地制宜而已。引用之際更不宜斷章取義，否則稍一不慎，即易發生失之毫釐、謬以千里之憾事，識者宜明察之。

16

病後，如何調理？

感冒發燒後，以胃氣來復為旨歸

「一燒去陳寒」，從不感冒、發燒的人，其實是虛爆了，寒氣淤塞在裡，不知什麼時候會爆大病。體氣提升後，才有能力清除淤塞的垃圾，身體會出現各種反應，可能從諸竅排出廢棄物，以流質、半固態或固態的方式呈現，不必害怕，只須觀察，讓身體自然運轉；發燒，是更全面的反應，是體氣拉到一定程度，才有機會啟動的機制。

病人告訴我，兒子連續發燒三次，一直發脾氣，和家人吵架，可能是排情緒，甚至氣到手掌發冷，還說會麻、不能彎曲，晚上很早就睡了。

剛生完病，會疲累幾天，這很正常，能睡很好。感冒剛退燒，先不要吃蛋白質（尤指肉類），以免復病。病後以胃氣來復為旨歸，可煮些山藥紅棗粥、枸杞蒸蛋（蛋液：溫水，約 1:1.5），補充津液，滋養脾胃。

另有位發燒的小兒，精神、活動力皆正常，醫生竟開「葛根芩連湯」，只為退燒，而不思及此方是否傷及脾胃？若條件允許，應多休息，讓身體漸次恢復自然節奏；用餐少進湯水，以免妨礙脾胃運化。

跌打損傷，首須正骨

跌打損傷可能會造成以下三種傷害，該如何對治呢？

皮肉傷表，風藥止血

一位老友在高雄經歷了人生第一次氣爆，禍首卻是一個保溫瓶！他要打開一個被旋緊的保溫瓶，想不到瓶子突發氣爆，兩行鼻血瞬間流了出來，好像被人狠狠地揍了一拳，血把洗臉盆都染紅了。

他問：「需要去醫院縫合嗎？」

我說：「這點小傷，中藥敷一敷就好了。」

鼻肉上掀，當然不是小傷，我要他馬上到沙發仰躺，稍稍止住了淌流不止的血，傷口敷上感冒藥及卵黃油（我稱之為通心油，因其對治心血管疾症，化瘀效佳），心神甫定之際，再讓他喝水藥。晚間八點入寐之前，把薑酒泥敷在鼻梁傷口上，簡單包紮後，催促他早早入寢。

次日早晨，傷口已逐漸結痂。第三日脫痂，一切如昔，彷彿做了一場夢。後來他分享這段經驗寫道：「從驚懼到穩定，從毀壞到復甦，這場看似『業力引爆』的離譜事件，讓我親自用肉身見證了中醫藥處理急救外傷真切的臨床經驗，也看見生命的美好。」

外傷跌磕若無傷筋動骨，很容易處理，不過皮肉傷，看起來很恐怖，因傷在表，復原也很快，處理有以下要點：

1.一般瘀腫，絕不能冰敷，要用溫熱尿敷，沒童子尿，成人的尿也行，可以放點米酒，加速散腫消瘀。薑煮酒熱敷也行，若有小傷口，照敷無妨。

2.若傷口較大，首先止血，瘀腫暫不管。正常人都能自行止血，只消放輕鬆，受到驚嚇的細胞血管，自會慢慢修復。用棉花蘸溫熱清水清理傷口，敷上白芨粉，這是家父常用的止血藥，或用感冒中藥也行，因風藥走表，外傷傷損亦在表，除風散溼止血斂傷都靠它。稍緩之後再上紫雲膏、通心油或敷薑膏、薑粉、薑酒泥。

3.案例的狀況確實驚人，鼻肉都掀起來，一樣先定心止血，然後照章處理。喝水藥是為定心安魂，提拉體氣。溫熱小米粥也不錯，不然一碗熱湯，或一杯熱牛奶也行。

傷筋脈，務必拔惡血

踝扭傷看似小事，若治不得法，常成痼疾。

一位卅出頭的少年郎因右腳踝外側浮腫來診，病程已有一年，初時扭傷，瘀腫得厲害，後來在復健科看了一年，尚未恢復，仍經常有痛感。這顯然是「惡血留內」。瘀結在裡的敗血，若未拔出，即使骨頭正位了，還會有瘀滯痠痛的問題，且復原的時間會拖得更久。

惡血，瘀血的一種，指溢於經脈外，積存於組織間隙的壞死血液，又叫「敗血」。於是針與灸齊施，讓熱傳導直達患處，再配合行下肢、通絡化瘀的中藥。兩週後，病人告以困擾已久的翹足屈伸時踝間疼痛已消除，唯餘足後跟些微不適。於是我又幫他做第二次針灸，並找醫師正骨後痊癒。遷延一年、幾成痼疾的踝扭傷，經兩位醫師，各兩次治療，終於大功告成。

一般腳踝扭傷可分：

第一度：只有少數的韌帶纖維受傷，這是最輕微的，患部會出現輕微腫痛或瘀血。

第二度：有相當多的韌帶纖維受傷，患部會出現較明顯的腫痛及瘀血。

第三度：韌帶斷裂，這是最嚴重的狀況。

扭傷的處理重點如下：

1. 若扭傷嚴重，須照X光，先排除骨折。但關節輕微的錯位，骨頭關節移動在零點一公分以內，即使X光、核磁共振都照不出來，報告顯示正常，並不表示病人沒有不適，只要觸診經驗豐富的正骨醫師，都摸得出來。

2.扭傷要復原，最有效的方法是放血，降低皮下軟組織壞死的程度，拔出烏黑敗血，瘀腫立即消去大半，然後用熱薑酒泥外敷，乾了就換，再吃活血通絡消炎的中藥。

3.扭傷絕不能冰敷，倒是可尿加酒敷。若一時找不到人拔罐放血，就先持續敷尿加酒，或薑泥，並用熱薑水加酒泡腳，可以很快復原。

4.尚未康復時，勿進冰冷寒涼，以免經絡緊繃，不利氣血循環。

經此處理，即使腫如麵龜的扭傷，也可迅速消腫，毋須打上石膏。務必建立正確觀念，否則可能越治越糟，烙下痼疾就不妙了。

傷骨，整脊配合針藥復原較快

我喜歡騎馬，也有摔落的經驗。某天上午摔馬，當下還好，因為彼時頗放鬆，但總歸有個作用力，那力道其實不輕。走路如常，只是右後腰有條筋繃得有點緊。

吃了四包水藥，其中兩包還全酒煮，緊繃感仍在，晚上讓正骨家傳醫師李興明仔細檢查，說輕微閃腰，第四、五節腰椎往右後方突出，右側骼骨往後傾斜。他幫我整回來，而且是整條脊椎，包括頸椎都處理。

為什麼呢？因為這個摔跌，可能導致其他部位的代償，出現連鎖反應，所以絕不能只處理患處、痛處。處理完，我立即可彎腰，垂手貼地，毫無所苦。

一位媽媽臉友，沒有看過我的診，但仔細讀過我的文章，熟悉排寒理論。一次女兒遭遇車禍，右鎖骨和右脛骨斷裂，上門牙骨毀損，牙齒斷了四顆，牙床也因重力撞擊歪斜，送醫急救。

醫院的寒涼不在話下，女兒出院後，這位媽媽立即要她配合做到以下幾點：

1.不吹冷氣。

2.每晚泡腳。

3.溫熱杜仲茶隨時喝。

4.早晚各一次油拉漱口，至少二十分鐘。

5.肚臍貼。

6.每晚睡前在可忍受的範圍內作Y字拉筋。

7.遵守十二字箴言，不吃水果。

8.三餐飲食照舊。

效果很快就出來了，每次回診醫生都問她怎麼保養的？為何恢復得那麼快？當初租用的輪椅，出院不久就棄置角落，親戚借的拐杖甚至一次都沒用。

處置傷科跌損，有幾個重點：

1.若非粉碎性骨折，臺灣有正骨師傅及醫師可找，若有管道，根本不用開刀、上石膏，當然正骨師傅會用他們的方法固定。即使粉碎性骨折，也有中醫處置成功的案例，不是非動手術不可。當然這要整體評估，傷損範圍、是否大出血、患者體氣、後送的時間與空間因素等等。若條件不完備，還是先由西醫處理，術後再由中醫調養。

2.同時吃中藥，復原很快。

3.若無骨折，也要找個可靠的整脊醫師正骨，以免留下後遺症。若一味止痛，沒及時正骨，久則身形偏傾，恐有壓迫內臟之虞，衍成壞症。

4.溫通貫穿生活各層面，這是疾病痊癒的密碼。這套排寒理論，沒啥了不起，但若能落實執行，會是一輩子忠實的好朋友。

外傷腫脹千萬不能冰敷，冰敷如同服用止痛藥，會引寒氣入內，徒留寒溼在裡，還會延緩康復，這是殺雞取卵的治療！任何傷損，除非大出血，絕不能冰敷。失治、誤治，不如不治。

扭傷時一般認為廿四小時之內要冰敷，主要目的在於減緩內出血的速度，以及藉由降低患處的溫度來減輕疼痛。但紅腫熱痛的「發炎反應」，實乃患處修復的重要過程，扭傷應熱敷，溫通促進血循，才能幫助復原。即使瘀腫熱痛，可拔罐放血，加速流程走過。若能佐以對患處的上游肌肉，作回心方向按摩，對末梢破裂的微血管製造出相當程度的負壓，可使患處瘀血更快吸收代謝。

術後緩慢復食，健脾補氣

太虛的人要動大手術前，務必慎思。中醫有攻補兼施，先補後攻的治療策略，可保元陽不虛，這是保命的關鍵。體力太差的病人，禁不起手術的耗損，欲治其病，反促其命。底下說的是一個令人扼腕的例子：

一場醫學研討會中，資深醫師提到，他發現有個女病人，走路彳亍，總是歪歪斜斜，疑似小腦萎縮或是腦瘤，建議她速到醫院作進一步檢查。檢查後，確定是腦瘤，立即安排開刀，三天後就往生了。聽到這個案例，我非常震驚——診斷正確，但從此世間少了這個人，愛她的家人再也看不到她了。

手術有其風險，一般人評估能力與資源不足，補虛是中醫的強項，但現代醫療體系對體虛病人沒有什麼補強辦法，比如血小板低下，直接輸液補足，但這只是「帳面」上的數據，事實上病人自體氣血並沒有跟著帶上來。

手術不是「王道」的治療手段，但有些緊急狀況，卻也是唯一的保命之道。肉體有其使用時限，生命週期中，我們很難避免不與醫生打交道；既然如此，自己也要負起責任。比如，找一位離家近、方便諮詢的好醫師，讓他充分瞭解，並掌握你的體質狀況，萬一有個閃失，至少也多個家人之外的專業諮詢對象（善意第三人）。

手術房受寒是最常見的錮冷沉結主因，一般只知術後調氣血，卻完全忽略深入骨髓的寒積，對體氣低落者所造成的致命傷害。來看看以下這個例子：

公公開刀後，腸胃幾乎不蠕動，進食就想吐，所以也不太吃。醫師說是麻藥的關係，但除了開刀前使用麻藥，並無再施打。之前抽出一些痰塊，我猜是寒氣，後來可以進食了，婆婆就急著餵水果、灌魚湯、仙人掌淬取液……搞到腹脹，吐得唏哩嘩啦，然後就被插鼻胃管禁食了……。

開刀房多冷，患者開膛袒露，術後應吃溫通的中藥。這個案例中，病人抽出的痰塊確是寒氣，寒氣吐出，慢慢養胃氣，也就好了。但一般人不容許這些排病反應，一有狀況就要處置，完全壓抑人體自然的排病機轉。

病人平常生冷不忌，術後點滴每小時添加，家人又以仙人掌淬取液止痛，還急著餵水果，病人的腸胃根本凍僵，無法蠕動。

這位公公的肝病，不思從根本調理，吃了近兩年美國都禁售的保肝藥——越吃毛病越多，吃到真的出問題了，只好動刀。這是一般人的處理模式，不願面對、不願改變、不去思考，積非成是，只好自食惡果。

醫院的寒氣陷阱太多：各種藥物、點滴、空調、探病親友送的水果等。我們只能盡力，做我們能做的，例如醫院寒涼，就別讓病人洗澡，善用暖暖包，注意保暖，體虛病人不宜過度發汗。在病人家屬可抉擇範圍內，有些不必要的藥物就別用，看狀況應變，有時這痛苦是家人不得不承受的業力。

《素問．熱論》：「病熱少愈，食肉則復，多食則遺[1]，此其禁也。」《諸病源候論》亦曰：「夫病新症，脾胃尚虛，穀氣未復，若即食肥肉魚膾、餅餌棗栗之屬，則未能消化，停積在腸胃，使脹滿結實，因更發熱，復為病者，名曰食復也。」所以大病方癒，宜清淡、緩慢復食，不宜驟進肥甘，以免病情反復。

術後糜粥自養為首選，可吃點健脾紅棗粥：將芡實、山藥、茯苓、紅扁豆加少許陳皮與白米燉煮成粥即可；四神湯、加黨參和幾顆紅棗，可補脾肺之氣。術後還是要排寒，若體力尚可，仍應泡腳排寒，微汗即可，並注意保暖。

註釋

1 遺：中醫指關竅失藏，約束不利，所致的遺漏，五液淚汗涎涕唾、精血溺糞等，屬之。

開刀寒氣入裡，後患無窮

只要開刀，內臟曝露冷房，加上術前麻醉、術後點滴消炎藥，寒氣勢必難免。這氣隨開刀部位不同，產生迥異的影響，寒氣鬱結，若不知適時導引排出，任其在體內衝撞遊走，擠壓周邊其他組織，日久恐會造成不適。

疝氣開刀的病患說，「每天肚子脹氣，都是左邊（開刀側）腸子感覺有氣堵住，很不舒服；嚴重時，氣會上衝，連心臟左側也會痛」。最難掂量的就是這種無形的氣結，看似簡單的一刀，有什麼後遺症，走著瞧吧。

某些婦科病術後「刀痕處一直斷斷續續地長水泡或是外陰處發血泡」，都是在排寒，能排總是好的，慢慢排，總有排完的時候。有些刀不得不開，但疝氣這狀況，泰半因寒鬱引致，解決之道，絕非僅開刀一途。

【排寒問診錄】

腳踝常扭傷，兼養氣血，正骨才能持久

Q

多年前我腳踝扭傷後，常再度扭傷，請問是不是應該去正骨呢？

A

習慣性踝扭傷，跟肝氣虛，筋不束骨有關，舊傷除了正骨，更要加強養氣血，可取炒杜仲二十克，淮牛膝八克，當歸八克，煮成藥茶熱飲，否則直接正骨還是容易再滑脫。

另外，局部筋結肌肉緊繃處，可用手法解開沾黏。

17

胎前產後，慎防寒氣陷阱

產前養胎補先天

孕產過程是正常的生理變化，並非病態，如果孕／產婦體氣不足，就很容易在胎前產後，出現一些類病的表徵。養胎是根本的築基工程，孕期一個身體兩人使用，母體必然虧耗，此時若能適度調理，助母胎一臂之力，母體自然輕省不少，胎兒也能因母體體氣護持，得到完整發育的機會。而且胎養得好，根本不必擔心月子期間會出狀況，等到坐月子才來補破網，真的太遲了（不表示坐月子能輕忽）。

一位妊娠劇嘔的病人，經介紹來診，卻因婦產科醫師說不能吃中藥，就把藥擱著不敢吃，後來實在難過得受不了，只好拿起來吃，發現不但不吐，而且體力好很多。孕婦上班工作，沒有特別優待，體力不好怎麼辦？於是她規律來診，直到孩子出生。這第二胎是個弟弟，不僅非常可愛，而且脾氣超好，總是笑呵呵！

孩子的體質，跟母親的年齡、體能與胎次，絕對息息相關；生第二胎的產婦，如果孕程沒有足夠的保養，只靠自身萎弱的體能，結果必然母子俱弱！一般人只知產後調理（坐月子），殊不知，產前養胎補先天，孩子一生的基礎奠定於此，遠比產後補奶水來得更重要。

現代產孕年齡的女性，多酷嗜生冷寒涼，寒氣包覆使得周身氣血不得宣通，體氣本就低落。僥倖懷孕，依舊生冷不離口，體氣只有更低落，難產、產出先天不良兒（發展遲緩、過動、自閉、某些器官組織發育不全……）的比例必然升高。

所以產前養胎調理，其實是「摸蛤蜊兼洗褲」，兩全其美。母體在調理過程中首先獲益；許多幼兒夜眠啼哭不安、脾氣執拗、難以溝通，其實都是先天體氣不足所致；若再加上不當醫療，包括施打疫苗、動輒退燒、吃水果冰冷無度，體氣更難提升，即使成人，也僅能使用有限的幾成電力，能量根本不足，火力無法全開，他的人生也就這樣莫名奇妙地輸在起跑點。

我一再反覆申言，靜水流深，體氣足的孩子能量具足，清明穩定，這才是未來世代需要的優良品種。許多父母千方百計求孕，卻一不在自家心性上下功夫，二不思從根本調理健康，身心兩相匱乏，即使人工受孕成功，問題還在後頭！

胎教，確有其用

胎孕期是孩子此世肉身與心識奠基的扎根期，母親的身心狀態具關鍵性的決定力量。處在高能量水平的母親，比較有機會孕育出身心健康的孩子；反之，許多身心障礙、發展遲緩，甚至情緒易受激的孩子，母親胎孕期往往處在高壓受迫狀態，或者極度疲勞，甚至情緒激盪的氛圍中。

八歲的小病人，夙有過敏體質，而且挑食。我問孩子的母親：「妳懷她時，有沒有什麼情緒問題？」

她說：「那時我嚴重害喜，幾乎吃了就吐，前三、四個月，只能吃蘿蔔糕和豆漿。之後，得打營養針，還請假在家休養……。」

原來小孩的挑食其來有自，母親孕程中的心緒全然轉譯存放在孩子的心識深處，那是沒有任何分辨的照單全收，孩子只是承襲，然後慣性地反應，這種莫名的驅力，除了累世的夙習，追根究柢還是緣於母親胎孕期無意的烙印。

胎教原則

- **懷孕期間母親的起心動念，都能影響胎兒的身心發育**

1. 孕婦應當重視自己的視、聽、言、動，減少無謂資訊侵擾，保持心情寧謐，以免七情波瀾，引動胎氣。
2. 妊娠期間，避免周遭嘈雜，如果環境條件許可的話，另居清靜之地，內視返觀，定時禪修靜坐（毋須盤腿），無眼耳鼻舌身意，無有恐怖顛倒夢想，恆處寧靜之境，是最上乘的養胎心法（當然動靜勞逸須結合）。

- **丈夫及父母親友，也是孕程穩定的關鍵**

1. 戒絕房事，胎兒是有知覺的，行房會讓胎兒飽受壓迫，而起情緒反應。

2.胎教不僅是母親個人的事，父親以及周圍親友也大有關係；許多孕婦飽受翁姑壓力，家庭不諧，不開心的孕婦如何孕育健康的下一代？孕婦最好處在友善的環境，因為任何指責、指令、負面批判，胎兒會全盤接收，這將型塑他的感知與自我認定，成為某種癖性，日後很難清除。

3.現代多是雙薪家庭，許多孕婦還得上班，一個身體兩個人用，即使只是胚胎（胎兒），也是初萌的生命體，更需能量。身體處於透支狀況，工作負擔卻絲毫無減，有些還是第二、三胎，還有小小孩要照顧，壓力可想而知。除了運用中藥調理，把體力帶上來外，周圍的長官僚屬，也請將心比心，給孕婦些微的支持與喘息空間。當然工作場合免不了人事糾葛，孕婦就得神經大條些，避免隨之起舞。

稱職的父母親，最重要的是身心健康，有體力與腦袋，兼之情緒穩定，才能帶領孩子。體力差的父母面對孩子，無法清明理性客觀對應，只能以較低層次的習性模式勉強支應，那植根宿昔業力的無明，就這樣無意中上了孩子的身，再啟動他與生俱來的宿業，一個稚嫩的生命就這樣席捲進層層疊疊的業海，糊裡糊塗地長大。

保持身心安寧，避免小產

怒，是一種如風雨存在的自然產物，是情緒激動時的本能反應，凡人皆有的情緒。《素問．陰陽應象大論》：「在臟為肝，在志為怒」，由於肝的生理特點主升、主動，生氣時肝氣上逆，故肝在志為怒。生氣，首先與肝這條經絡或臟器有關。肝經及肝臟功能正常與否，也是怒這個情緒成分，是否逾越常度的一個重要指標。

婦人以血（尤其肝血）為本，女子屬陰，一生經、孕、產、乳均以血為用，數傷於血，故有餘於氣，不足於血。有餘於氣，則肝氣易鬱易滯、易於怫鬱，女子鬱怒倍於男子，若肝的疏泄不及或抑鬱過度，超越了負荷範圍，肝失條達，沖任不能相資，則變證百出。不足於血，謂肝血不足，尤以胎養期間，生理負荷加重，心理調適不及，能量水平低落，情緒更易於波動。

懷第二胎的老病友打電話來，說安胎藥快吃完了，能否再幫她快遞三帖水藥？這當然不成問題。但為什麼又突然痛到腰痠欲折呢？

我問：「妳有沒有太累或者生氣？」原來昨天參加大女兒的畢業典禮，回到娘家，跟父親有些爭執，說話大聲到咳嗽氣逆。

氣場震盪後，波動會持續一陣，小生命應該受了點驚嚇，必須給予適當的安撫。我說：「請安靜下來，做個冥想，首先跟父親道歉，感謝他對妳的照顧，那慈愛會持續加被給他的外孫；然後跟肚子裡的娃娃溝通，我們都愛你，你會平安健康長大，不用擔心。」

生命的孕育，必須賦予充分安全感，那氛圍甚至是存活的關鍵。沒有領受足夠安全感的母親與胎兒，比如孕程遭逢家變、災變……，母親陷入驚駭、茫然、無所適從的處境；母胎共振，在此情況下出生的孩子，多半敏感、易驚，情緒不穩定。

孕婦絕不能輕易動怒，胎氣一動，非常可能導致腹痛早產，甚至提早破水。明清之際的婦科名家傅青主就曾云，妊娠多怒墮胎，妊婦大怒後，忽然腹疼吐血，因而墮胎。小產多因孕婦性急多怒，肝火妄動；肝本藏血，肝怒則不藏，不藏則血難固。肝血不藏，肝火下擾沖任，則氣迫血亂，胎元受損而欲墮。症見腰痠少腹墜脹，胸脅脹痛，甚則陰道流血。

胎動可發生於妊娠的任何月份，三個月以前，胎未成形者，可致墮胎；四個月以後，胎已成形者，可致小產或早產。故妊娠期間保持身心安寧，確是優生、保產的不二法門。

小心產程受寒

生產時的寒侵又是一害。常見許多小兒山根青痕隱現，此為風寒，新生兒何以受風？我百思不得其解，某日忽悟此為「產程受寒」所致。

新生兒從溫暖的子宮，來到冰寒的冷氣產房，溫差起碼十幾度，他可是赤身露體；母親也好不到那去，下體空虛，寒氣直灌子宮，肢節百骸皆受風，產後血虛風燥，夾寒傷血動風，橫生多少莫名怪症，不從根源下手，豈能得治？若加之過勞、情志鬱傷、飲食不節、生冷不忌，要不生病，似乎不太可能！

臨產時一定要有體力，開骨散只適用體氣尚壯的初產婦；體氣差的，吃了也沒大效果。哀號幾十個小時還生不出來，最後只能吃全餐的產婦，就是體氣太差。

產婦憑什麼生？當然是憑體氣，體氣不足，打催產針讓子宮快速收縮，這是人為的局部加壓作用，遠不如體氣提升後的自然分娩。產後惡露排放，道理相同，體氣足，自然排放順利，否則就算吃了一堆生化湯，還是排得滴滴答答。

產後憂鬱乃因血脈空虛

產後憂鬱，乃因產後血脈空虛，營養輸送不及，導致能量不敷運用，所造成的失調現象。就像電池即將耗盡的錄音機，越走越慢，聲音越拉越長，低啞沉抑，最後終致無聲。人也一樣，在低能量狀況下運作，因體能不濟，而心力虧耗，此時若對治失當，不免變症百出。一位病人分享：

生老二後，坐月子時患重感冒，之後半年我得了產後憂鬱症。精神科醫師說我只是輕鬱症，但那半年，我幾乎無法進食，像得了厭食症，吃東西就想吐，瘦到只剩卅五公斤。我不知道轉入憂鬱症的原因，可能是感冒讓我心情低落，可能是擔心大女兒沒有被好好照顧（當時的保母很不喜歡她），可能是老公對我不夠同理和關心……，總之，痛苦了半年。

之後，我自費看了一位收費很高的名醫，說還想生老三時，在診間被他羞辱了一番。離開時下著大雨，先生撐著傘，牽著我的手。我跟他說：「我要好起來，我會好起來」。然後神奇的是，我心中就升起了一顆太陽。當晚，我停掉精神科醫生開的所有藥物，撐過失眠的一週，憂鬱症就這樣好了。那半年的痛苦經歷，使我學會轉化自己的心情，後來也順利生下老三。

人要怎樣過，其實自己可以決定。若沒骨氣，鬼都會來欺負你，說明白點，所謂「病」，不過就是這回事，一切症狀如夢幻泡影，重點是，人必須永遠依止於終極核心價值。

月子中心的寒氣陷阱

產後憂鬱症發生的原因，除了生理因素，還有生產前後許多不確定的壓力，如人生角色轉變、照顧新生兒的陌生感等，多少也造成產婦的焦慮情緒。華人特有的「坐月子」文化，給了產婦最佳的身心撫慰，減少產後憂鬱症的發生率。然而，現代年輕人多半在外成家，喪失傳統大家庭依恃，產婦相對身心耗損較多，月子中心因應而生。只不過月子中心廿四小時放送冷氣，已犯排寒族大忌，產婦與新生兒不可不慎。

整理月子中心寒氣陷阱如下：

•沒有防寒概念，以致新生兒無辜受寒

欲了解身體實像，不能僅看表面，許多人以為流汗就是怕熱，於是拼命吹冷氣，一降溫汗就不流了，殊不知人體得溫（溫熱食、洗溫水、周遭溫度高），會自動開啟排寒機制，流汗、噴嚏、鼻水、出疹皆是排寒的表現，豈能抑遏？以致現代新生兒患皮膚病者比比皆是。

包括洗澡水、瓶餵溫度恐過低，曬屁股（預防尿布疹），脫光按摩、游泳等。

•月子餐不合格

第一，套用現代醫學的概念，以低卡路里來減肥，生菜蔬食越多，只會降低人體溫度，代謝反而變慢。瘦身的關鍵在體氣，不在卡路里。

第二，沒有完善地辨證施食，反過用薑。產後傷血，汗即血所化，故產婦不欲多發汗。僅能在初產後吃些排寒藥，流流汗就罷了。日後三餐，豈能大量用薑、大量發汗？

第三，湯水及其他「灌水式茶湯」儘量避免，記住並非「喝湯水可補奶」，這完全是兩碼事。

• 電視 3C 產品傷眼，產婦少用為宜，月子中心提供這些，違反傳統保健觀念

臨床上，許多產婦常因氣血虧損，致生其他變症，常見如產後蕁麻疹、失眠等，若不從根本病因下手，僅處理症狀，往往產生更複雜難解的問題。

某位產婦，產後四個月一直苦於蕁麻疹，服皮膚科藥，又致胃潰瘍，情緒異常低落。經從產褥血虛風動思考，調理三週而安。

這種案例不少，只要正確處置，血氣上來，信心也就上來了。由於胎產的特殊因素，產後憂鬱症不同一般所謂憂鬱症，常為血氣不足所致，給予適當調理，湯藥、食養，加上心理慰藉，很快能恢復正常。

【排寒問診錄】

罹患乳腺炎該怎麼辦？

Q

請問哺乳媽媽罹患乳腺炎，該怎麼處理呢？

A

乳腺炎當然也是寒氣作祟，可能是新寒或排陳寒，寒氣從身體最脆弱處發出（產婦當然以乳房及子宮最易出問題），形成乳腺炎。

罹患乳腺炎，首先應熱敷乳房，其次設法出汗，例如喝薑湯、吃點蔥白薑粥並保暖，哺乳時注意風寒毋侵。

有些積寒鬱熱太過，形成急性發炎狀態，就須清解、扶正同時下手。

Q 請問月經來就不能哺乳嗎？如果還在餵奶，想懷下一胎該怎麼辦，須先斷奶嗎？

A 乳汁為氣血所化，哺乳時間過長易傷血。月經來了，奶水品質就差了，此時可以漸漸離乳。自然離乳當然最好，若想再孕，最好先斷奶，建議兩胎之間不要太密，比較合適。

18

重大生命創傷後，避免憂思傷脾肺

經歷重大打擊，比如事業失敗、失戀或喪親，導致意志消沉，這是由於悲傷肺，而肺氣與腎氣相通，致使腎氣虛損，從此一蹶不振。中醫思維裡，保持身心、動靜、勞逸、飲食、情志等各方面的平衡和諧，一直是健康長壽的根本，這些平衡一旦打破，逾越了一定的「度」，人就會生病。

身心同治，體氣提升，心情好轉，便可駕馭肉身，開展作為。心靈的創傷，必須面對才能克服，往事已矣，重點是如何健康地走下去？

敘事療法，找段完全屬於自己的時間，比如年假，找間咖啡館或到清幽的環境小住，儘可能把你曾遭遇的事，記得的部分一件件如實寫下來，分列時間、地點、事件、結果，再次審視，然後讓它過去。在不同的人生階段可以多寫幾次，你會有不同的發現與領悟。初始會帶來很多情緒的起伏，那即是清理，就像服藥治療過程的「回傷」，甚至那隱藏的痛，全都拉出來。

讓陳年魅影遠去吧！不要再找藉口讓自己躲在過去的傷痛裡。最冰寒之處，孕育出最熱烈茂美的人生，生命本身會給予該有的報償，那些痛會轉成我們日後向上的沃肥。

生命裡的各種挫敗，都是我們應許的「一齣戲」

一個人若無清醒智慧，必然生活失序雜亂，偏差錯落之事纏身，馬齒徒增，臨老卻依舊昏聵。這不怪任何人，是他自己的責任。

孰令致之？沒有任何人，絕不是某個捲走你資財的負心人、更不是那個騙子、也不是掏盡你一生心力、青春的伴侶、子女……，因為所有的一切，都是你「應許」的——只因你同意，因而有了「這齣戲」。

是你的盲點、你私心的投射，拉出這場戲的序幕。莫怨嘆、莫卸責，你也是共犯之一，沒有你衷心參與，戲是唱不下去的。

所以，所有人生難堪難解之處遇，一旦遭逢，如何面對呢？

第一，在現實層面上，如法處置，毋須多餘情緒牽絆。所有外人無關痛癢的建議與非議，務必置若罔聞。

第二，勘破實像，真心懺悔，領受教訓，清理過後，讓往事隨風散去。

第三，活在當下，一個專注此刻的人，處在穩定狀態，心無旁鶩，敏銳通透，出岔的機率相對降低。

第四，時時讓心靈與住處保持「淨空」，不貪非分之財、不留無用之物，「留白」方能長保神清氣爽。

第五，寧願獨處，也不與閒雜人等聒噪，以免精氣神無端散逸。

第六，只有來自宇宙純粹無染的愛，才真正具有無後遺症的安撫與療癒功效。凡俗之愛，只是小我一時的貪歡，如飲鴆止渴，終必破滅。

第七，在最艱困的時刻，有如行過死亡幽谷，請聆聽來自上蒼的訓示，保持心的平靜，荒漠甘泉自會應機湧現。

第八，抓穩生命的軸心，你必須及早庋藏足夠壓艙底的思想與心性根柢，方能在洶湧的人生浪潮中，避免滅頂之災。永遠抓穩主導點，你是自己生命的主人，你負全責，完全不能躲懶。一旦忘失此點，災難必然遲早發生。

第九，如何長保這股銳氣？

1. **遵十二字箴言，提升體氣與運勢**；即使在谷底低潮，也莫忘初心。
2. **保暖、運動**，鼓動陽氣，提升正能量。
3. **接近大自然**，何妨讀讀唐田園派的詩詞。
4. **及早接受天人哲學的熏習**，讀經、靜坐……，各種煉心之道。
5. **返觀自身**，外境出之於己，也操之在己，源頭清靜了，一切自會隨之歸正。

親緣善了，各安其道

父母給了肉身，這是他們遺留在世最鮮活的見證，親緣終了後，惟有好好觀照自己，身心兩安，行正道，毋忝所生，就是父母身後最大的孝道。

人各有命，旁人毋須過度縈心。每個人都在他自己的路途當中，雖至親骨肉，無法相替；有些災劫他該受的，你別替他擋，這裡擋了，恐怕還得那裡受。受完就結了，他才能順當進階。如果該了斷不了斷，只會滋生更多的苦。

我們所見僅是極其侷限的三度空間，還有更緜長細密的「世界」，遠超出我們的認知，所以，**在人間度日首先得學會「逆來順受」**，做我們能做的，其餘放下。

生命是個歷程，老，是個漸進的結果，但每個人因先前各自所造作，會有不同的「老後」。不過，通常這不會是突變，必然是從年輕時堆積的慣性，日久浸淫，習氣終究形成具體的現象。

仔細觀察一個人，他的言行性情、生活起居，可以推斷他的健康狀況、甚至他如何終老？所以，老人是很難料理的，因為不光是他，還有他那一大家子錯綜的業力牽纏、他的心病，這個結憑一己之力難以排解。

我父親有很大的情緒鬱結，他的傷痕他的寂寞他的痛，整理遺物時，那些殘跡不時跳出來。除了痛惜還是痛惜，可我無能為力，那是傾我所有也無能撼動的膠著業力啊。也就如此了，或許那是他該受該學習的，何以致此？說真的，他也有他該負的責任。

一段相伴的旅程，只是到站，不得不說再見。凡事都有定期，天下萬物都有定時，生有時，死有時……，笑有時，哭有時，哀痛有時，跳舞有時……。「神造萬物，各按其時成為美好，又將永生安置在世人心裡。」（出自《傳道書3:1-11》）

時間到了，一個健康的人就是得找個由頭出狀況。父親走後，我才真正領會「醫不自醫」的深刻涵義，因為這裡面有隻巨大的業力黑手操控，根本攪成一團，如何清明判斷呢？

老人或病人面對沖剋的流年，得格外當心。即使到除夕，這一年的最後一天，都不能掉以輕心，尤其節氣、生日前後都須注意。直系親屬若交大運，通關過節，也可從中看出端倪。

親緣一場，善緣善了聊堪告慰；此後，就是各安其道，陰陽暌隔，毋須繫念。

接受一切的發生，正視並且釋放心寒陳傷

尋常小日子裡，心緒不免有所起伏，很大一部分是因為新事件踩到痛腳，這痛來自累世的傷痕，八識田（藏在細胞、DNA）裡始終未曾清理乾淨的記憶。

那些被背叛、被無端傷害的痛從未消失，只是壓抑到意識底層，表意識未曾察覺，可不代表它不存在。所以一旦類似情境出現，深層情緒被挑起，反應會來得特別巨大，因為那藏有累世蓄積的憤怒。

新事件只是個引子，只是壓垮駱駝的最後一根稻草。

人只要活著，就有一堆情緒，就像驢子的黑眼罩，不僅障蔽前路，也讓人始終無法擺脫窠臼；他的悲苦憤怒無力，全滲入四肢百骸，隨境瀰散。每個人都有屬於他自己的這一片幽暗。只等到嚥下最後一口氣——沒有肉體的侷限，意識變得更加清明，有人就在中陰身裡了然一切，若過去世善根成熟，即有可能超脫。

可有人一昧「執有」，陷溺生前的人事糾葛裡，那就隨業流轉，繼續「演下去」吧！如何面對這樣的家人或朋友呢？若他仍執意酗溺在情緒之海，那麼就讓他去，

即使前面是懸崖。每個人都有他自己的命運，雖然命運是可改的，但這只適用於那些自覺的人。至於我們自己，仍要抓緊韁繩，奔向光明。

累劫宿世的流轉，能不累嗎？幸好我們都喝了孟婆湯，不然那排山倒海的前塵往事，豈是一個消受了得？事實上，經過多生以來的歷練與學習，早已今非昔比；正視歷史傷口，就像排寒，它的力道與發作頻率會一次次減輕，終至消失。雖然很痛，可我們必得親歷，然後才能穿越。

人生總是如此，「好日子過了頭，壞日子就臨頭」，禍福恆相倚。所以，即使是猝不及防的禍事，從廣袤的宇宙角度觀之，也可能蘊藏奇特的課題，看來是一項艱難的考驗，其實反倒是個「變形的禮物」。

天要下雨、娘要改嫁、未婚夫跑了、家裡被倒會了……各種各種人生的故事，悲欣交集，陽光赤焰，能有什麼新鮮事呢？所以遭逢變故，唯一能做的，只有保持心的平靜，靜觀其變；諸多人事的傾軋、情緒的湧溢橫流，都屬自然法則，一切生滅自有軌則，不脫宇宙大法的規律，身為其中一環的我們，自然毋須擔憂操煩。

接受一切的發生，安住當下，生命自在其中，成長、轉化、凋零；歲月無驚，恆常流逝，惟有親歷的一切，深化且豐富了我們的生命。每個人都在他的進程中，在苦中歷練成長，苦與樂，一體兩面，本質上雷同；不同的人在不同階段的種種遭遇，也是大同小異，無有差別。這個平等心的體會，無法言說，若時機到了，自然有所領悟。

祝願眾生清楚覺察地活在每個當下，毋有痛苦憂懼。

【排寒問診錄】

疏肝助眠食療

Q

朋友父喪，傷心欲絕，夜不能寐，請問有沒有食療方，能多少幫助她緩解一些呢？

熬好的小米粥加一顆蛋黃，即簡易的助眠小食，另外金針佛手腰果湯，能安五臟，利心志，令人寧靜，忘憂，輕身，明目，助眠。

・金針佛手腰果湯

材料 隼人瓜（又名佛手瓜）一顆、金針、腰果、紅棗、龍眼乾、薑適量。

作法 隼人瓜洗淨去皮切片，將全部材料加入清水中，煮滾後清燜，待瓜軟，加入龍眼乾，略燜即可食，不必再加調味料。

中醫認為隼人瓜性涼味甘，歸肺、胃、脾經，能祛風解熱、健脾開胃、理氣和中，主治風熱犯肺、頭痛、咽喉紅腫、熱性咳嗽、胸悶氣脹、嘔吐等病症。脾胃虛寒、經常腹瀉及一些寒證患者，不宜常食。

第 4 章 季節排寒與食譜

《千金要方·食治》提及，
為醫者，當先洞曉病源，知其所犯，以食治之；
食療不癒，然後命藥。
又說，能用食平疴，釋性遣疾者，
方為「良工」。

19

食療也須辨證

我主張食療先於藥療，市面上各種食療書，古今皆有，琳瑯滿目。現在看來，多屬雞肋；其中謬誤叢生者，竟居十之八九。何以見得呢？舉個例子：

某位病人規律運動後，啟動排寒反應，開始咳嗽、痰難出，臍內冰冷。之後越咳越嚴重，狂咳猛咳，肋痛，胸下有水聲，黃綠痰涕大排……。

媽媽看不過去，要拿西藥給她吃，她清楚怎麼回事，當然不吃。藥不吃，那麼食療總可以吧？拗不過母親念叨，吃了媽媽燉的「冰糖雪梨」。結果不吃還好，一吃整個「束住」，呼嚕嚕的水聲沒了，本來吐得出來的痰，變成一坨坨黏在肺壁上，的確不咳了——還真「有效」！

她難過得要命，趕緊來我診間求救兵。這啥治療思維，根本是現代醫學模式，走得好好的流程，硬生生切斷！它自然會好，只需時間修復，為何不能等呢？

一般人只看得到疾病的表層，不知病根藏得多深，如果是清倉型的排病，勢必需要一個完整的過程，無法立即見效，只能等待，至多維持體氣不墜，好讓它持續進行。

坊間所見食療建議，十之八九僅是粗淺的辨證，只從表象處理，殊不知看似為熱、類似發炎，其根結實為寒為虛，若輕率服食，或許一時取效，長遠來看，反而貽誤病情。

例如腎或膀胱結石，流傳喝啤酒或草藥化石草，真有療效嗎？結石根結為風寒未解，加上溼熱鬱結，久而煉熬無形氣鬱為有形砂石；若青壯人士，體氣尚足，只要表象處置，可偷得一時苟安，但寒根猶在，結石必然移時再發。若體虛結石者，誤用此寒涼清利，只怕糾結難解，更致它症。

營養氣血失調的症型，經醫師協助，適當食補，當有所助益；但若真有疾症，不可妄想自行食療處置，還是直接求醫為好。

【排寒問診錄】

藥食皆須考慮使用時機與劑量

Q

請問除了薑以外，還有什麼食材可去寒氣？榨生薑汁可以直接入食飲用嗎？還是須要先熬煮，兩者性味有何差異？聽說薑同時也散氣，所以說晚上不能吃薑，對嗎？

A

薑與桂枝散表寒，肉桂乾薑花椒溫裡寒。生薑走表性發散，體虛者若用治外感，須與溫裡藥並用，否則稍嫌發散。一般去風寒溼氣可用，但根本之道還是壯元氣。生薑過火熬煮，發散之性較減，仍可祛寒，多了暖胃之力。

天時與個別狀況時時改變，只看使用時機與劑量。有人天天喝薑茶，搞到汗出不止，當然散氣傷陰了。薑散氣，無故夜不食，平時也不必刻意多食；若受寒，三更半夜自然也吃得。

20 要知食物屬性，當心病從口入

食物之所以能引發疾病，決於由其特有之性味，此即「食性」。如果不諳食性，某些特殊體質者，可能因誤食而誘發舊疾，加重病情，或削弱藥力。

某婦年過四十，復得一子，又於斯時舉家移民，還念了個學位，勞瘁可知。七年後回國，精衰神憊極矣，經調理得安。回診時自訴眩暈症復發，若無外感因素，應不致如此。反覆詢問是否誤食什麼？起先她都說沒什麼啊！後來，才想起來，最近每天都打果菜汁給先生喝，她也就跟著喝了半杯，並常喝柳丁汁，還吃了些生冷的瓜果。賓果！元凶現形了！就氣虛不易化飲者而言，體力不足，溼寒不易排出體外，這些生冷瓜果就是引發她復病的發物。

發，引發之意；所謂發物，是指攝食某些食物後，易誘發疾病或加重痼疾。發物的定義，乃是相對而非絕對，因人因病因時而異。

例如各種糖類及含糖的加工食品，可視為糖尿病患者的發物，一般情況下宜減食或禁食；但當病人出現低血糖症狀，此時原本的發物便成了救命靈丹。

對肝膽疾病患者來說，肥膩、油炸燥烤食品為發物；同理，竹筍、生冷、酸辣食物，可視為胃病患者的發物。幾乎每種食物，都會有人過敏，發物同理，但較易致敏的食物有牛奶、魚蝦海鮮、筍、香菇、酒糟、芒果等。

發物也是食品，適量食用，多數人不會不適；但過食或新病、大病初癒、慢性病及個別體質因素，誤食不當之物，即可能引發舊疾、增重病情。發物範圍很廣，一般按其屬性分為六類：

發熱之物

能助熱動火、傷津劫液，薤、薑、花椒、胡椒、八角、韭菜、大蒜、煙酒、桂圓、荔枝、榴槤、燒炸烤炙物等加工品；易令急性發炎或感染加重、擴散。在發炎階段，宜少食或避食。

發風之物

多有升發、散氣、火熱之性，能使邪毒走竄，如茄子、豬頭皮、蝦、蟹、筍、香菇蒂、雞蛋、椿芽等；皮膚疾患、瘡瘍患者宜避食。故俗傳鵝肉、蝦蟹等發物「較毒」。

發動血之物

多有活血散血之性，能動血傷絡，迫血外溢，如大蒜、痲油雞、燒酒雞、羊肉、胡椒等，崩漏帶下、月經過多、吐血、咯血、鼻出血、皮下出血、尿血、痔瘡出血等病症，不宜食用。此部分與發熱、動風，部分重疊；肉類發物屬異類蛋白質，較易引起過敏反應；如發斑、發疹、起水疱、發熱、感染擴散、潰瘍出血等。

發冷積之物

多具寒涼滑利之性，能傷陽生寒，影響臟腑運化，如西瓜、大多數瓜類均屬之、鴨肉、梨、柿、冰飲等各種生冷之品；寒性體質宜少食或避食。

發溼熱之物

多具黏滯、肥甘滋膩之性，如冰寒、瓜果、飴糖、糯米、醪糟、酒、肥肉、小麥製品等；痰溼挾熱體質宜少食或避食。

發滯氣之物

多半滯澀阻氣、較難消化，食積脹氣、諸痛者不宜多食。如芋頭、蕃薯、豆類。

每個人的「發物」不盡相同，多瞭解自己當時的身體狀態、認識發物，並適時、儘量忌口，就能減少因飲食不當所引起的「病從口入」。

【排寒問診錄】

一方水土養一方人

Q **看醫師蒙古國遊記中敘述最愛蒙古的豆花——酸奶，請問酸奶是否只適合當地氣候食用呢？**

A 奶極寒溼，但蒙古國地處高原內陸，非雨季極乾燥，又多肉食，幾無蔬食，易生內熱，酸奶正好調和。

我在蒙古，白天乾熱，多少吃些水果及生菜調節（這些當地都很少，多為進口），吃過西瓜香蕉小黃瓜番茄，我會視狀況補藥丸。礦泉水一定是冷的，這也沒辦法，人在江湖，無法要求過多。

外地人到蒙古會覺得需要蔬果，但當地人千百年來沒有蔬果也安之若素，勇敢彪悍，活得好好的。所謂：「一方水土養一方人」，自有其深意。

趕飛機時，凌晨三點出發，吃了冷三明治、優格及一個李子，立馬腹痛，一到機場直奔廁所，拉出來就好了。

吃什麼做什麼都行，重點是你要保持覺知，知道自己在做什麼，知道底限，不要超過那個度，那條還能及時回頭的線。

21

原食原味，簡單烹調

我的工作與所有的心靈嗜好，都非常耗神——抉擇判斷，何其艱困；只有當廚婦時，得以清靜無染的心情，調理天然菜蔬與五穀雜糧。

於是，烹調於我成為一種感覺與實驗的遊戲，所費不多，幾乎能完全掌控，而且，非常安全，一種將心靈層面的需求，落實轉化為煙塵凡俗的行動——這是我所有屬世的生活內容裡，最為具體、最堪繁瑣的一項。

我喜歡素食，並不一定吃素；坊間素食，多令人望而卻步，只好自行料理。記得考完中醫特考後，我一口氣訂了幾百張全麥餃皮，包了一堆茴香水餃（含粉絲、豆皮、薑末、胡椒等）。因為實在受不了外賣素食水餃千篇一律的香菇蒂（素肉等），不僅了無創意，且毫無養生概念。

素食者，不僅護生，也為環保盡力。能吃的東西較少，容易營養失衡，蛋白質的攝取格外重要，若連蛋都不吃，就要常吃低溫烘培的堅果。找乾淨可靠的店家，買好食材，每天吃各類雜豆，蒸煮或直接入菜入飯皆可。此外，也得選用好油，種子是生命生發之源，好油供給好的能量。

很多人為了修行吃素，其實只要能量夠、心穩定，吃什麼都沒關係，不一定要拿大框框把自己框死，什麼都沒得吃的時候，難道還挨餓嗎？又或者滿桌葷食，勞煩別人為你特別張羅？這太昧於人情，這種事年輕時我幹過。因長輩欣賞，邀了一群人共桌而食，滿桌佳餚，我卻只啃吐司。現在想來太慚愧，矯情過了頭。吃鍋邊素總行吧？

吃食是生活中必要，卻也很隨性的一部分；相當程度地反應了一定水平的文化意涵。簡、淡、全、美，是我對飲食的基本要求：簡，簡單、簡易；淡，平淡、薄滋味；全，全方位的營養、全心的愛；美，美味、配色美、心情美。用簡單的方法，滿懷愛心，做出營養、好看、好吃的食物。

【排寒問診錄】

那有單味藥一直吃的？又不是飯！

Q 請問懷孕初期能不能吃山藥？

A 為什麼不能吃？怕內膜肥厚出血？難道一天能吃幾十斤？有是證用是藥，毋須擔心。某患者初孕，有出血現象，人在外地，不克來診，我緊急疏方，內有川七。許久以後，才知病人根本沒吃，因為上網查資料，發現川七活血（其實也常用來止血），先生不准吃。這是一位氣血虛極者，之前因扁桃腺化膿久不癒，西醫要開刀來診，經處置調理，扁桃腺早已恢復正常，陳寒排除，鼻塞通了，也不知不覺懷了孕（已婚五年未孕）。惟期間搬家勞累，但寧信網路，不信醫師，夫復何言？

Q **請問參類當中，是不是黨參比較能常喝？而高麗參和人參不要亂服？我是教師，需要一直說話，教了一天課身體會感覺很疲勞。**

A 黨參可以，傷寒論裡用的是黨參。但也要看體質與你處在疾症的什麼階段，合拍適度的吃無妨，中症即止。那有單味藥一直吃的？又不是飯！治未病有很多路徑，不一定要吃藥。但若有明顯病癥，不找醫師調理，自己亂吃藥、健康食品、營養品，一些有的沒的，反而自誤。

22

四季排寒溫養之道

寒氣四季都有，即使炎熱的夏季一樣會受寒。現代生活環境與公共空間多半冷氣橫行，加之凍飲氾濫，寒氣不免侵淫。我指的寒氣涵蓋風寒溼，三氣雜揉，交相為禍。寒氣致病因素相去不遠，故四季排寒、提升體氣的原則大體相同，羅列如下：

1. 保暖，即啟動排寒。四季都要做好保暖，好好吃飯，身心同在，以天然餐食長養色身，飲食遵守十二字箴言，注意生活細節，嚴防冷氣。

2. 免吃藥排寒，首推泡腳（最簡單的是薑片煮水）。睡前拉筋暖足，確保一夜好眠。只要體氣不虛，有外感皆可泡腳。簡易的泡腳也是止痛良方，頭疼腹痛，引熱下行，汗出即解。相信並執行，涓滴見功。

3. 運動生陽，首推站樁。氣足自然神強精飽，東方式的運動，如太極拳、八段錦、易筋經、瑜伽、靜坐、經行等，都能讓人放鬆，真氣得以運行無礙。

4. 排寒族的妙方：

吹風機、暖暖包保暖驅寒，過汗時補充米油，加些鹽花當水喝，非常顧胃氣養津液[1]。若溼氣重、心臟無力，就要避免飲水過度。

發燒時暫停蛋白質攝取，吃點蔥白薑粥，發汗解表。

薑煮米酒水可用於刮痧、皮膚止癢。

外傷跌磕、蜂螫蟲咬別忘隨身寶人尿，尤其童子尿滋陰降火，止血散瘀最速。

春季，避免受風

經過整個冬天的沉澱與蟄伏，春季溫暖，是個往外發、往上升的季節，冬季須「養精蓄銳」，所以排毒、動手術等大事，最好在春季進行。若冬天沒有做好「藏精」，來年春天就容易生大病。

如同「驚蟄」這節氣所顯示的，春天也是各種病毒、細菌最易萌發的季節，例如當年的SARS就是在春季爆發流行。春天多風，風善行數變，過敏的症狀就有點像春天的風，比如蕁麻疹，發起來此起彼落，因此春天也是過敏好發的季節。

風邪為百病之長，如果不慎受風，入夏就可能留下後遺症。因此平日外出、活動汗出、舟車勞頓時（含騎機車）、沐浴後、夜晚睡眠時，均須注意避免受風。

勿輕忽頭部保暖

人體十二經脈中，手、足三陽經（另有奇經之督脈）均起或上行頭面部，分佈許多穴位，所以「頭為諸陽之會」。如手、足陽明經分佈前頭及面部，手足少陽經側行頭部，足太陽經分佈後頭及頭項背部等。有些人洗頭習慣不吹乾，不僅易誘發頭痛，更影響五臟六腑！

《靈樞．邪氣臟腑病形篇》謂：「十二經脈，三百六十五絡，其經氣皆上於面而走空竅」，空竅包括顱腦和腦髓，也實質影響頭腦，包括思考，與生命本源腎氣的實質運作。若不謹風寒，尤其頭部，入夏後易患頭皮癢、頭皮屑、頭皮癢疹，甚至流湯流膿。我自己一年四季都戴帽子，看狀況調整厚薄而已。

排寒族不需要經常洗頭，尤其是女性經前、經期、月子期間或受風寒時，即使用熱水洗頭，還是有溼氣，產婦能不碰就不碰，否則易罹患頭風，必然影響血氣，後患無窮。

夏季，減少溫差受寒機率

夏天人體的陽氣在表，主「發散」，兼之臺灣氣候溼熱，大汗之後，再吹冷氣或吃冰，溼寒全囤積上身，所以夏季特別易患皮膚病。因此最好穿純棉衣褲，很多溼疹等皮膚症狀，只要改穿透氣純棉衣物就會緩減很多。若經常流汗，又無暇更衣，可穿吸溼排汗衫，當成內衣，減少汗溼受寒機率。

流汗多還有另一個問題是鈉鉀離子流失太快，心臟容易不舒服，所以夏天可調配些淡鹽水飲用，過汗時也可以米油摻鹽花補液。

臺灣夏天吹西南風，冬天吹東北風，如果房子的西南面、西方或南方沒有開窗，風根本進不來，無法對流，也不容易散熱。因此若氣溫太高、非不得已要開冷氣，也有方法：冷氣開客廳的就好，讓涼風間接流進睡覺的臥室即可。**外出時，隨身必備保溫瓶，可攜帶黑糖薑茶等熱飲加強防護，忌用涼感脖圍、枕頭、床墊，這些都會帶來寒氣**。生活起居方方面面，都要仔細考量，才能安度酷暑的考驗。

吹冷氣後的食養

1. 冷氣、電扇不直接對人吹。在冷氣房內務必戴帽，著長袖長褲，小孩也要包肚圍。睡在冷氣房內若又加涼蓆，那就更寒了。早起不妨沖一杯淡薑湯，可加一、兩匙驅風逐寒的中藥，調點紅糖或麥芽糖溫熱飲，幫忙去去寒氣。自然環境下，當然可以睡涼蓆（草蓆可以，竹蓆、籐席、涼感墊不宜）、喝綠豆湯，但現實完全不是那回事，不妨煮一些紅豆薏仁湯，加幾片薑，氣不足者，可添些黨參；血不足者，薏仁比例少一些。
2. 進出冷氣房時，先在門口喘口氣、調個息、擦個汗，再進出不遲。如果事先知道要去強冷的地方，記得帶厚外套。久居冷房的上班族，**當天的寒氣要當天排**：每天回家一定要泡腳發汗，喝碗熱粥，至少可確保新寒不再堆積。久居冷房，以致全身氣機閉鬱，循環代謝減緩，產生溼疹、汗斑、毛囊炎等脾虛、溼氣留滯現象，可吃些薏仁、扁豆、山藥、芡實等健脾化溼食物，稍佐薑，以祛寒溼。

戲水消暑暗藏危機

夏天大家愛戲水消暑，水裡、泳池常暗藏玄機，臺灣的泳池多有加溫設備，但低於體溫還是涼，要緊的是游完泳的空檔，不要受涼，此時不妨喝杯薑湯驅寒保暖。不少人認為洗冷水澡可消暑或強身，事實上，這是飲鴆止渴，反引寒溼氣入內、洩發陽氣。

年輕氣盛者一時無從體會，但寒氣總會一點一滴地積聚，到了臨界點，終致崩盤。我也曾半夜游泳，當時並無所苦，豈知寒氣就無影無形地上了身。問過一些被痼疾纏擾的病人，有些人小時家裡開冰店，要不就是常泡冷泉、半夜洗頭、洗冷水澡……。夏天熱，洗溫水澡，流個汗就洩熱了，這樣才能自然消暑，洗冷水澡消暑就跟吃冰乍涼，卻消耗陽氣是同樣的道理。

熱包寒，首要發汗

七歲的小病患，去阿嬤家前兩天就已開始咳嗽、流鼻水，端午節當天中午（重午午時是一年當中，陽氣最旺的時候），先喝了兩杯冰香蕉牛奶，還在大太陽下大跑大玩。中午開始發燒，估計四十度。服藥後煮薑水泡腳，之後飆大汗，冷不防就出現熱痙攣。

夏天這種狀況很常見，叫「熱包寒」，熱氣把寒氣包在裡面，汗流不出來，會熱得像火爐一樣燜著燒。可是汗若又出得太快太急，鈉離子迅速流失，就會突發熱痙攣。

中醫講陰陽，這是陰液快速流失所致，我跟媽媽講，準備白粥，不需要再加蔥白、薑，只加點鹽，如果有紅棗也可以加幾顆，粥熬久一點，然後喝上面那層米粒化成的稠湯水，所謂「米油」。孩子睡一覺起來喝點粥就好了，活力正常。

翌日孩子身上出現一些大顆紅疹，我判斷那是暑熱毒，請媽媽買點菊花泡水喝，再搭配溫性感冒藥，帶一下路，就可以把悶鬱在底下的熱氣帶走。後來我再補充，可以取一點西瓜底下的白肉煮水喝。晚上十一點多，媽媽來電告知又發燒了，一問之下，才知媽媽弄了一碗滿滿的西瓜白肉煮湯，量太多太寒，一喝下去孩子咳嗽時痰溼變得很重。這是當然，並不是身體裡有熱就可以吃涼的！

小朋友夏天一定要注意，玩到滿身滿頭汗的時候，絕對不要立刻喝冷飲、吹冷氣。其實所有人都一樣，當身體高速運轉、熱在噴發的時候，絕不可接觸冰冷，這會造成身體非常大的傷害！

夏天很熱，但一定要喝溫熱飲，這個鐵則不能打破。生魚片、涼拌冷盤沙拉等食物不要吃；應節氣的瓜類可以當青菜吃些，加薑片、咖哩、胡椒、花椒、九層塔等烹調，中和寒性，並視個人狀況適量食用。我把瓜果當隨手可得的「藥」，用以微調寒熱進退。例如：絲瓜加麻油、薑片、桂圓，熱熱地煮來吃，流一身汗多舒爽！

中暑正解

寒氣無所不在，冬天大部分是天然的風寒；夏天則有太多人為不自然的寒氣，夏季原以暑熱（溼）為主氣，但因冷氣及凍飲氾濫，寒氣不免侵淫。連續接近四十度的高溫，在四周大廈、行動載具皆排放熱氣的臺北盆地，熱效應更加明顯。不吹冷氣的排寒族與慣居冷房者，皆可能中暑，該如何處理因應呢？

1. **不吹冷氣的人，應該減少在戶外進行激烈運動，務必保持所在空間通風，否**

則易中暑。熱氣難出，若汗暴出、口渴欲飲，心臟不勝負荷、心悶，此屬「熱盛而津氣不足」。應當先補液，讓病人在通風處平躺，助其散熱，待元氣稍復，可給予刮痧瀉熱。

平常可以生脈飲這類方藥，來益氣力、解暑熱。炒杜仲莖皮、紅棗、白茅根煮水，導熱從膀胱出；蓮藕蜜茶清血熱煩燥；小米蓮子粥安神；紫蘇薑蜜飲，清暑又解表，以上都是不錯的夏日食療。最好請教醫師，依個別狀況，調整處方與劑量。

2. **慣吹冷氣的人，須注意熱衰竭與熱氣為寒邪所閉鬱**。以下是真實案例：小學生平素慣居冷房，四體不勤，飲冷自不在話下。某日參與學校活動，烈日騎車出遊，大汗大渴、疲累煩熱，回家立即吹冷氣，未幾莫名暴斃。這孩子夙體已虛，驟然強加運動，典型寒包熱，這種情況須先補液，佐以補陽散表寒，這是心衰急症，搶救時間有限，如果治不得法，只有死路一條。

現代人中暑，尤其都會區，很少純粹熱中，多半夾雜寒氣因素，也就是古人說「受暑納涼」的「陰暑」，曝日之後滿身汗，坐進陰涼處，馬上就頭痛了。現代公共場所的冷氣，溫差何止十幾度？最好的處置方法就是喝杯黑糖熱薑湯，補充體力並發汗，然後握薑刮痧。

三伏天悶熱，家有老幼，體溫調控較差，可酌情適度開空調或除溼送風降溫。

中暑實用解方：刮痧與生脈飲

中暑為一時氣閉，刮痧勿用油性介質，以免阻逆氣機宣通。可用薑蘸溫米酒水（酒水各半或純米酒），先刮背，作人字形，方向由上而下、內而外，再刮頸項，最後刮頭。之後視狀況，略進溫飲、稀粥之類，休息或小睡片刻，以恢復元氣。

暑熱傷心，心氣不足者，可以麥冬一握、五味子七粒、參鬚兩莖，煮成生脈飲，趁熱喝，能養心益氣，讀書勞倦口乾者宜。

秋季，養肺氣、疏肝氣的好時機

過了三伏天之後，進入「處暑」，俗稱「秋老虎」，有時氣溫比夏季還高。夏天若吃太多寒涼、水果，到了秋天，就容易滋生腸胃問題。秋老虎過後，從白露到霜降，氣溫一路下降，預防因溫差失於防護所招致的「寒露病」，是此時期的保健要點。

首先，早晚宜添衣，出門必帶外套，慎防溫差擴大，寒氣入侵。不食冰涼凍飲，少進涼冷瓜類（須加薑同煮），以免寒傷腸胃。中秋前後，也是蟹肥膏黃之時，蟹性寒，故須佐薑醋；飲一杯溫熱紫蘇梅汁，亦可稍解蝦蟹毒。立秋後，白日炎熇熱氣即使未減多少，但夜晚已見涼意。溼黏的濁滯感減輕許多，相對乾爽些，夜眠須防秋涼之患。

進入秋季，萬物漸漸進入「收」的狀態，風也大了，所以傳統認為秋天是「燥」，需要「滋陰」。但這是指大陸型氣候，臺灣氣候最大的特性是「溼熱」，不會乾到那去，所以除非流了太多汗，否則毋須特別補用滋陰食品。

秋氣屬金，是養肺氣、疏肝氣的好時機。運動是最直接的，秋涼後登高、放風箏，有利肺氣舒展。有吸煙史者，可吃冬瓜薏仁湯，連子帶皮煮，少佐薑片，清肺排痰。其次，補養土氣，脾胃氣壯，營養吸收良好，肺虛所致的悲愁、不樂，就比較沒有機會發作。這個季節盛產山藥、菱角、南瓜，不妨吃些。

立秋日香薷飲去溼疏風

香薷飲由香薷、厚朴、白扁豆三藥組成，專主化溼、健脾、去滯，可治療、預防暑邪未盡，所造成的頭脹、冷熱不和、欲吐、腹痛、腹瀉等症。現時由於冷氣為患，不妨再加入荊芥、防風、生薑、紅棗，每味五克左右，煮沸闔家溫熱飲，有去溼、疏風、暖腹之效。唇舌紅鮮，口乾者不宜。

冬季，宜養精蓄銳

冬氣閉藏，此時最重要的是不能消耗、舉事，要醞釀、籌畫，讓自己處於「養精蓄銳」的狀態。如果冬不藏精，胡亂揮霍，例如冬泳、性生活不節制、熬夜玩樂，使精氣外散，來年春天就容易生病。

雖然大家在冬天對於寒氣較警覺，但仍可能因疏忽導致嚴重後果。例如前幾年冬天曾經發生霸王級寒流，連平地都下雪，許多年輕人相約賞雪，卻都只穿牛仔褲，甚至有父母，帶著幼兒追雪，沒做好保暖，簡直玩命。冬天特別要注意下半身保暖，多穿一兩件內搭褲，多穿幾雙襪子，尤為緊要。

冬季排寒溫養原則

•早臥晚起，日出而作

冬夜長，氣候嚴寒，陽氣不足，人體新陳代謝速率下降，較長時間的睡眠休養生息，可以快速還原能量、恢復體力。等見到陽光，溫度較高時，再起床不遲。

•勿激烈運動

由於天寒，血氣伏藏，不宜像夏日陽氣發越時，那樣激烈運動，大肆流汗，以免損傷陰精、陽氣。活動方式不妨稍微更改為較緩和的八段錦或五禽戲。

•節制性生活

腎精以各種形式消耗，過度耗損可能影響全身各機能。腎精最大的耗損來自手淫與性行為。《壽世保元》言：「精乃腎之主，冬季養生，應節制房事，不能恣其情欲，傷其腎精」，人們應天時作息，是最省事自然的生存之道。

• 冬日有疾，首須祛寒，其餘依次調理

某位病人的先生因肺積水住院，這位先生平素菸酒不斷、寒天飲冰啤、游泳，夙體積寒鬱熱。發病當日，他清晨上陽明山野外工作，胸肺痛甚，送醫急診，發現肺積水。

因患者尚在住院，恐招惹更多無謂治療，我僅予三日粉劑，囑其可能發燒。果然發燒三日，雖家人還是讓他用了冰枕，仍流汗自行退燒，且痰咳能出，寒邪逐表而出，這才是正治。否則，無謂治療，把寒氣壓得更深，恐是日後「肺癌」候選人。

註釋

1 津液：機體一切正常水液的總稱，包括各臟腑形體官竅的內在液體及其正常的分泌物。其所包括的內容非常廣泛，機體內除了藏於臟腑中的精和運行於脈管內的血之外，其他所有正常的液體都屬於津液。津的質地較清稀，滋潤作用較顯；而液的質地較濃稠，濡養效較佳。津液的代謝能調節機體體溫，以適應自然環境的溫差變化。氣候炎熱或體內發熱時，津液化為汗液向外排泄以散熱，而天氣寒冷或體溫低下時，津液因腠理閉塞而不外泄，如此可維持人體體溫相對恆定。

冬令進補原則：須辨體質，先行引補

根據「虛者補之，寒者溫之」的原則，冬季宜服補氣填精的藥食；但是不是每個人都能這樣補呢？事實不然。臨床上，常見外感伏邪期間，誤服十全大補湯，以致聲喑喉痛；也有婦女經期，誤服紅棗湯，反驟然停經。可見不辨體質、不除外邪，貿然進補，不僅無法受補，反而戀邪。

所以進補之前，首須辨明體質，進行一些「引補」的築基工程，才能充份受補。寶島地南冬暖，進補不宜過早，不妨從立冬開始調理，至冬至施補，時機更為合宜。

現代人承受龐大身心壓力，體力與心力不斷損耗，出現極大的「虛耗」現象，卻也因過食烤炸、懶動、少眠、貪涼飲冷，相對虛火內熾，多半呈現寒熱、陰陽失調的體質，進補尤宜審慎。因此在立冬前夕，不妨請教可靠的中醫師，量身打造一套合宜的進補策略。否則與其一昧妄補，不如好好吃一餐（食補），恐怕還來得安全實惠。

【排寒問診錄】

夏天爆汗，不吹冷氣，啟動排寒

Q

我夏天冒汗時簡直像網子破洞，無法斂汗，久了就會覺得虛虛的……，真的是醒著流汗、睡時也流汗，請問問題根源在那？

A

若尚屬青壯年，無特殊病史，尤其慢性病患者，那麼這多汗可能是啟動排寒，勿慌。

前文反覆申述，米油加鹽花，對治夏日多汗虛羸。日本病人分享：只喝水易中暑，要乖乖加點鹽和糖。只要離子濃度正確，就不會冒大汗。這是日本政府針對這幾年老人中暑送醫死亡的案例而推廣。在一公升溫熱水裡，加入三克的鹽和四十克的糖，比例較像運動飲料。避免汗流太多又一直喝水，電解質不平衡，反而中暑未解，還中水毒。

四季溫養食譜

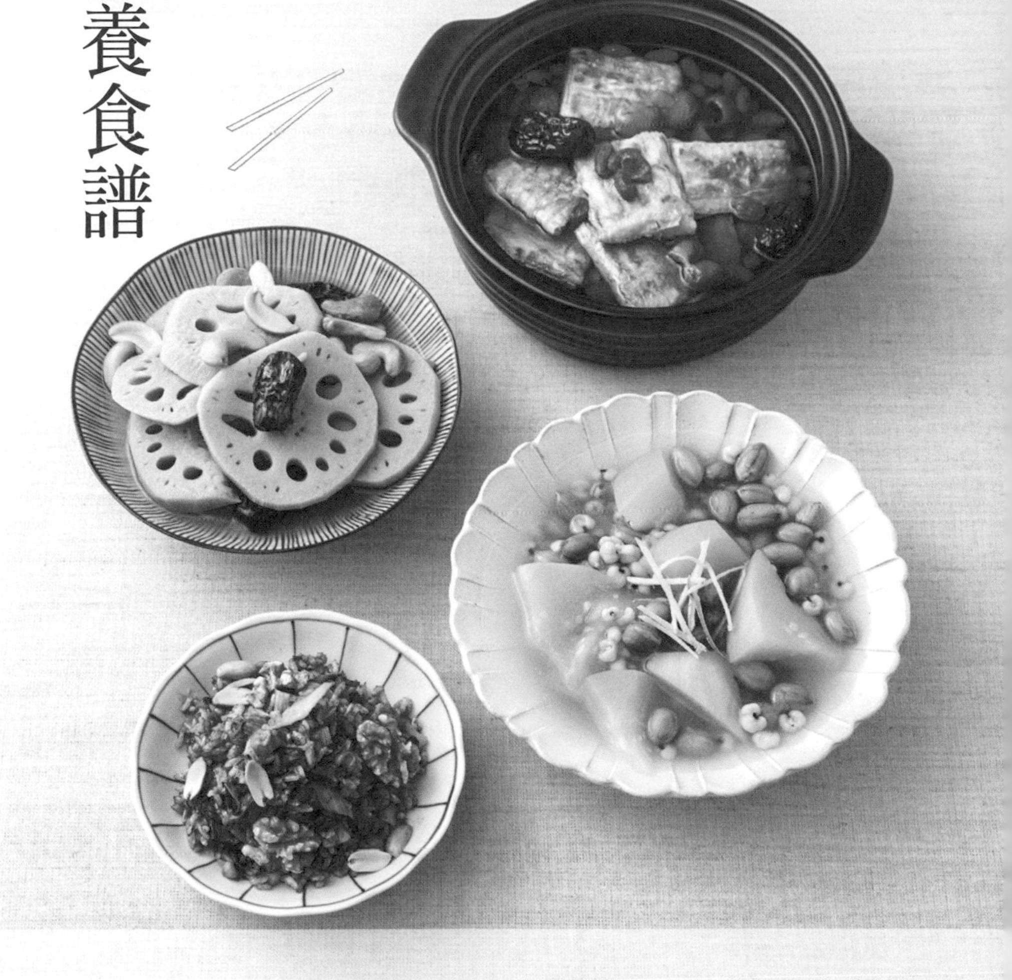

春

皇帝豆燴蘿蔔乾
花椰菜濃湯
醬拌湯圓

夏

瓠子薏仁花生煮
腰果蓮藕湯
絲瓜炆蓮子

秋

金棗椒麻麵線
福枸豆皮煮
忘憂湯

冬

綠咖哩燉紅薯紫茄
補氣旺旺鍋
紅麴菜飯

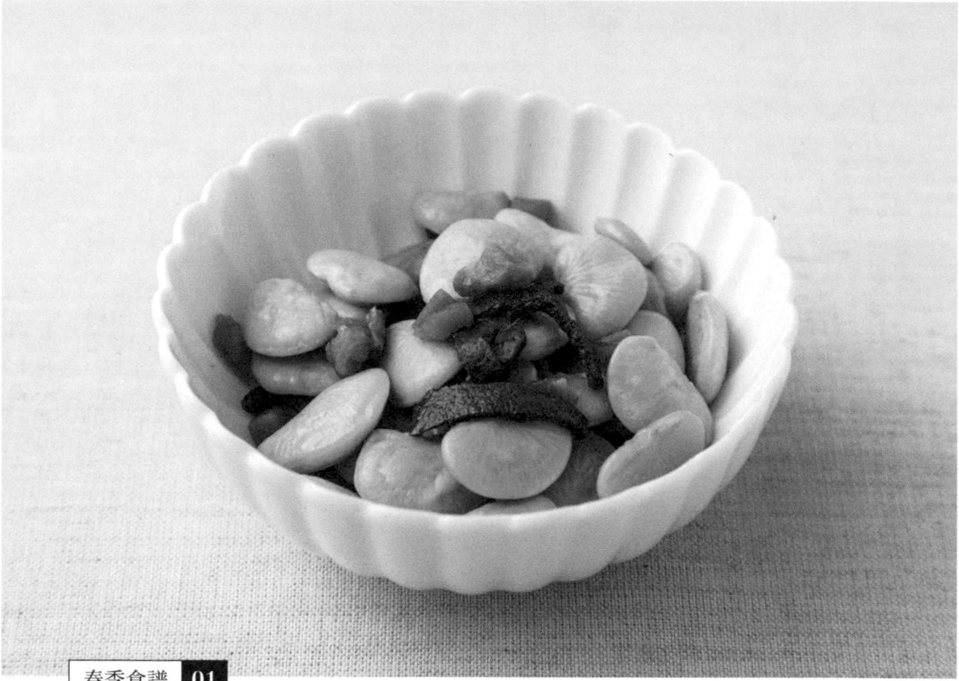

春季食譜 01

皇帝豆燴蘿蔔乾

功效

皇帝豆能健脾、除溼、消水腫，但易脹氣者，不宜過食。佐蘿蔔乾、橘皮，可解皇帝豆易脹之弊；蘿蔔又名萊菔，能行氣、理氣、散瘀、消痰；橘皮亦有疏氣、消脹之功效。

材料 （4人份）

- 皇帝豆…180g
- 橘皮…6g
- 蘿蔔乾…30g作法

1. 橘皮切絲，與皇帝豆、蘿蔔乾一同放入蒸皿，置入電鍋內。
2. 蒸皿內倒入1杯開水（約125ml），外鍋1.5杯水，蒸20~30分鐘即可食用，不須再調味。

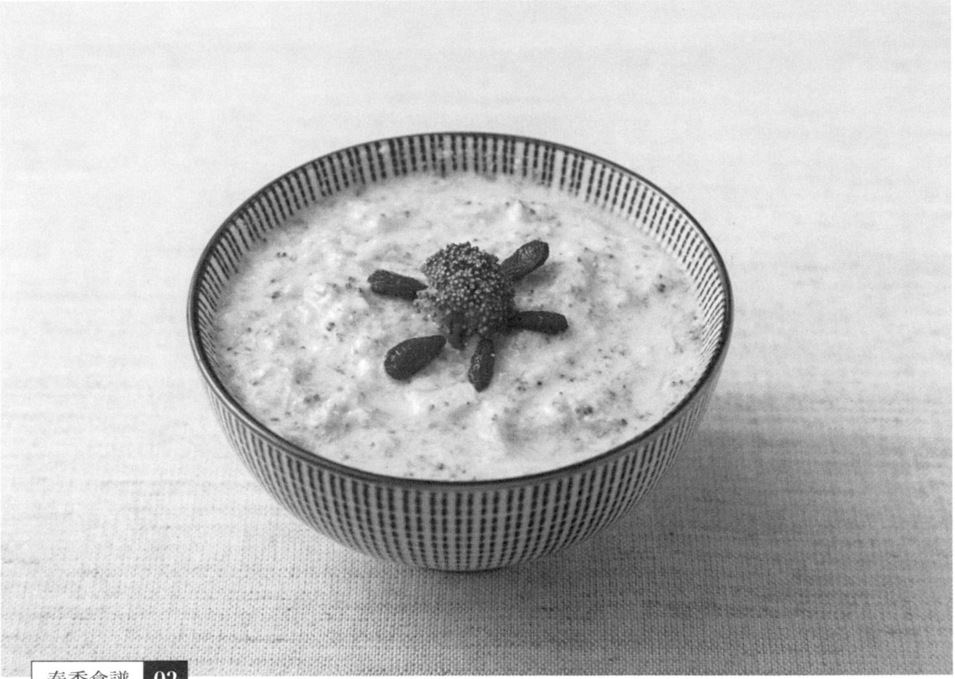

春季食譜 02

花椰菜濃湯

功效

綠花椰菜性平味甘，強腎壯骨、補腦填髓、健脾養胃、清肺潤喉，亦可清熱解毒，對脾虛胃熱、口臭煩渴者更為適宜。

材料（4人份）

- 綠花椰菜…1顆
- 洋蔥…半顆
- 生腰果…100g
- 枸杞…10g
- 薑…20g

調味料

- 亞麻仁油…適量
- 鹽…少許
- 黑胡椒…少許

作法

1. 洋蔥半顆切絲，加薑用油炒香。
2. 綠花椰菜洗淨去粗皮分小朵，先用滾水汆燙備用。
3. 生腰果用果汁機打至出油略成泥狀，再放入花椰菜、洋蔥、及1200ml熱開水略打，要保有蔬菜纖維的口感。
4. 倒入鍋中，放瓦斯爐上煮滾，加入枸杞調色，最後放入亞麻仁油、鹽、黑胡椒提味即可。

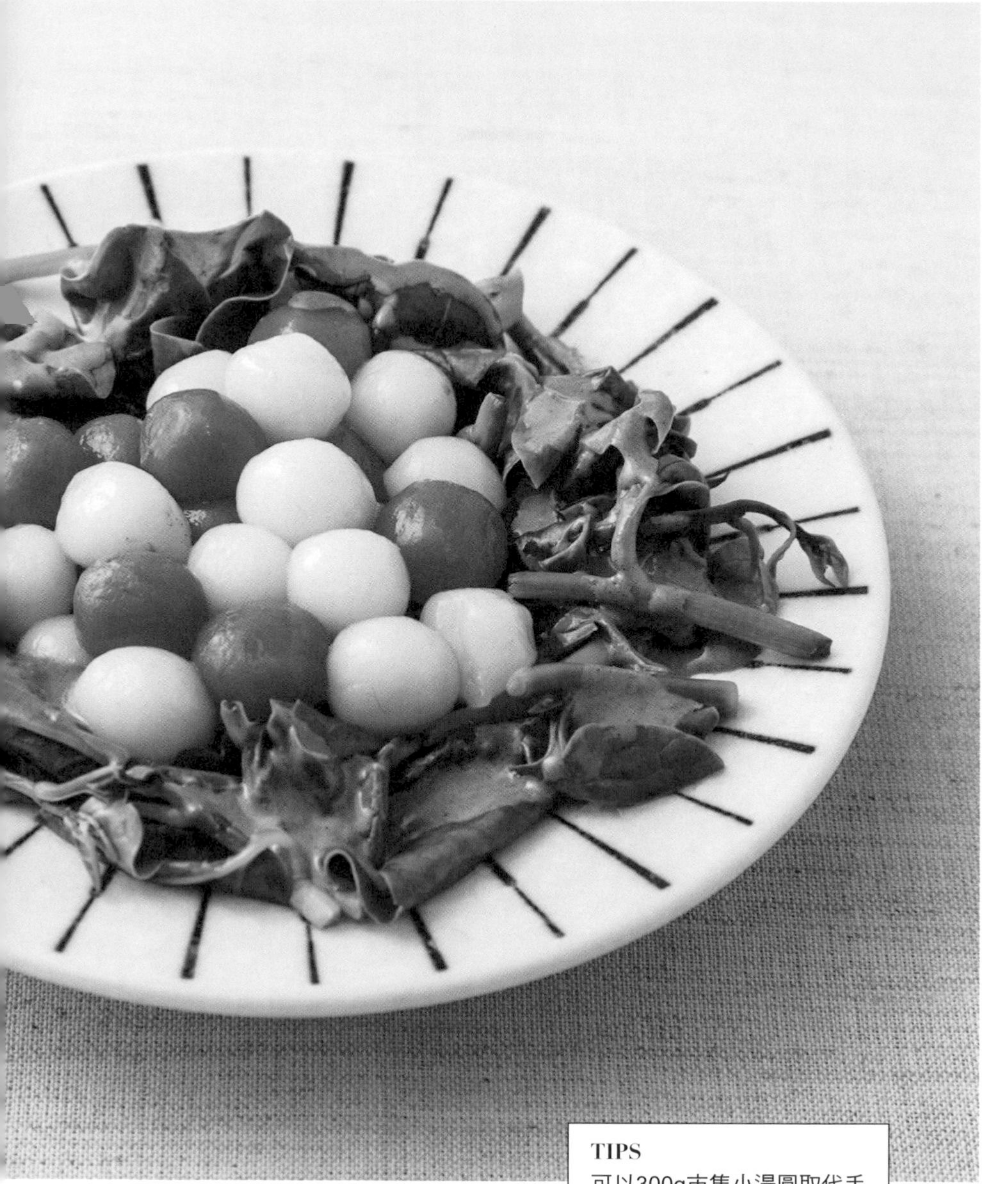

TIPS
可以300g市售小湯圓取代手作湯圓。

春季食譜 03

醬拌湯圓

功效

皇宮菜具清熱滑腸、涼血解毒、利尿通便之效，可治大便秘結、小便短澀（煎湯代茶飲）、便血、斑疹、疔瘡。

材料（4人份）

- 皇宮菜…200g
- 糯米粉…200g
- 紅麴水…75ml

調味料

- 麻醬…10g
- 豆腐乳…10g
- 鎮江醋…5ml

作法

1. 取15g紅麴米與60ml開水，用果汁機攪打成紅麴水備用。
2. 將100g糯米粉與75ml紅麴水及100g糯米粉與75ml開水，分別用筷子攪拌混合，待不黏手時，再用手反覆搓揉成兩糰不同色的糯米糰，放入密封保鮮盒備用，預防水分流失乾裂。
3. 將兩色不同的糰子各取一小塊略捏成片狀，放入滾水，煮至略透明並浮於水面，即可撈起，此為粿粹，用以增加湯圓黏性及光澤。
4. 把兩色粿粹分別混入兩色糰子揉勻，再分切小塊，搓成湯圓。
5. 滾水下湯圓，候其浮水便撈起，可快速過冷水增其Q度。
6. 調味料加入適量熱開水攪拌成醬，淋在燙熟的皇宮菜及湯圓上，即可食用。

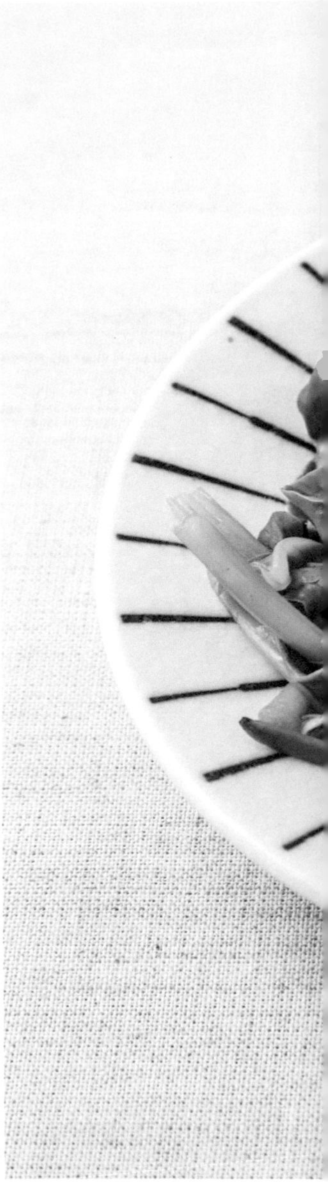

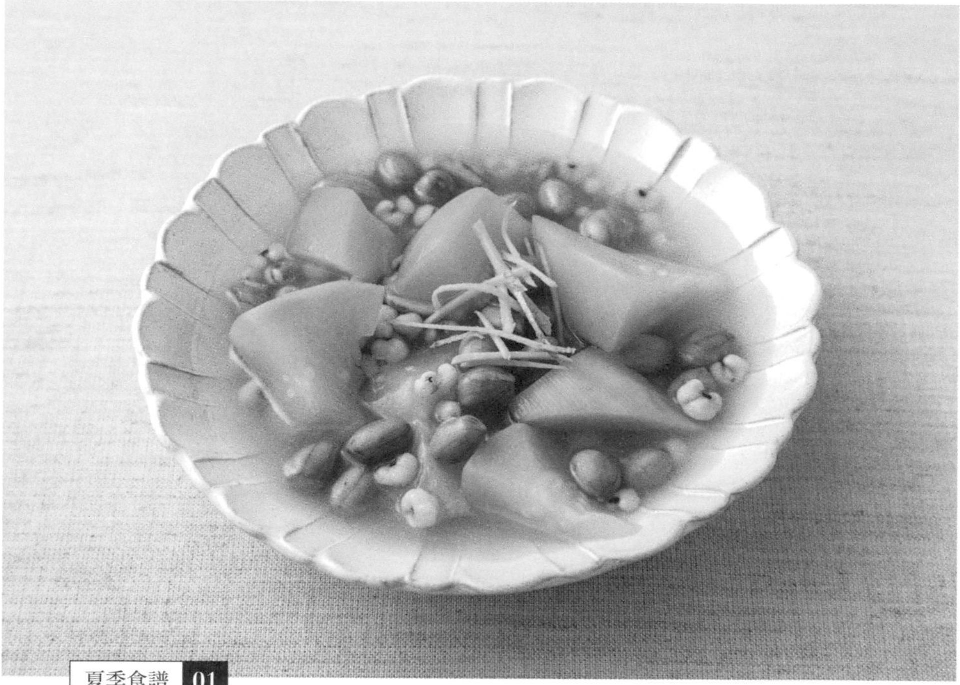

夏季食譜 01

瓠瓜薏仁花生煮

功效

瓠瓜味甘，性平淡、無毒，有利水、消腫、通小便及散結、解毒作用，對治療各種瘻瘡尤為有效。古人用瓠瓜瓤及種子治療牙病及牙齦腫痛；另可治療面目、四肢浮腫，小便不通及肺炎。

材料（4人份）

- 瓠瓜…1條（約900 g ）
- 生花生…100g
- 薏仁…50g
- 薑…25g
- 九層塔…適量

調味料

- 香油…少許
- 鹽…少許

作法

1. 花生和薏仁預先浸泡一夜，加薑絲與約900ml水，用燉鍋煮軟。
2. 瓠瓜去皮切大塊，與熟軟的花生薏仁同煮，起鍋前加入九層塔、香油、鹽調味即可。

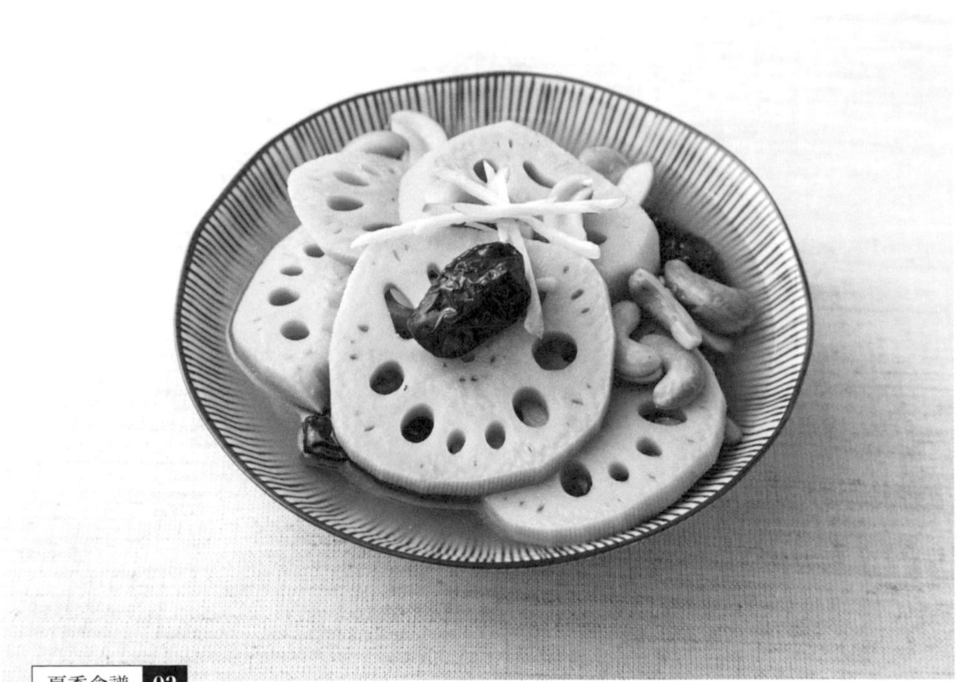

夏季食譜 02

腰果蓮藕湯

功效

生藕性味甘寒，清熱生津、涼血止血、散瘀，適用口乾舌燥、積寒熱燥者；蓮藕煮熟後，性由寒轉溫，能健脾養胃、補氣養血、止瀉，適合胃腸虛弱、消化不良者食用。

材料（4人份）

- 蓮藕…1塊約250g
- 生腰果…80g
- 薑…25g
- 紅棗…6顆

調味料

- 鹽…少許

作法

1. 薑不去皮切絲、紅棗斜切幾刀備用。蓮藕洗淨切片，先用滾水燙過，防湯汁變黑。
2. 將全部食材放入鍋中，加入約1200ml熱開水，燉煮至蓮藕軟爛，起鍋前加鹽調味即可。

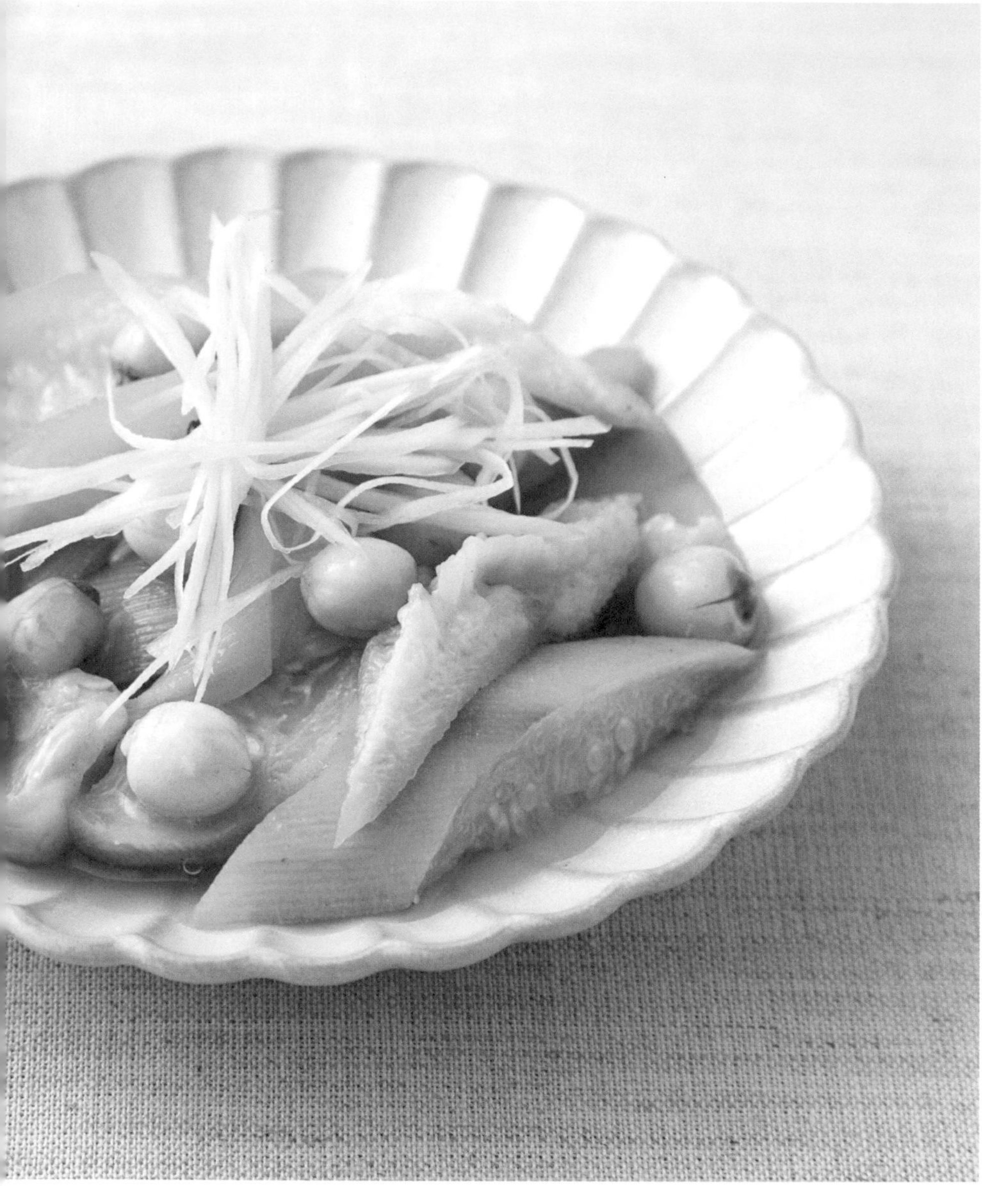

夏季食譜 03

絲瓜炆蓮子

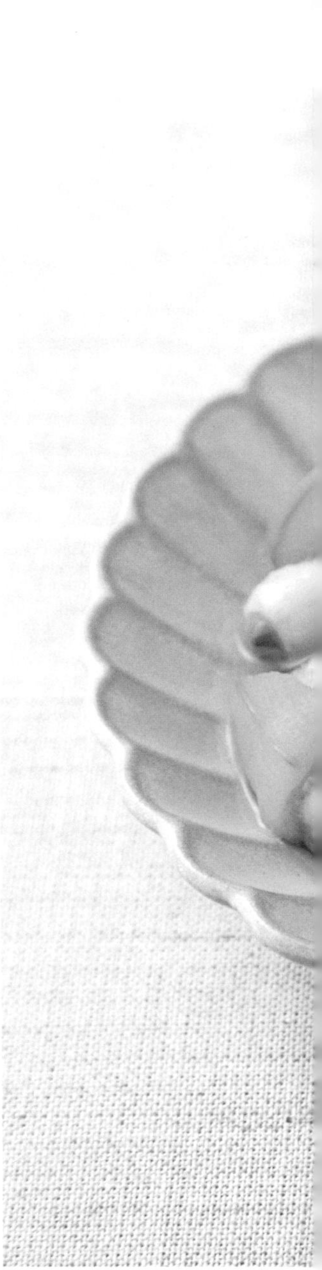

功效

《本草綱目》謂「絲瓜煮食，除熱利腸」，性涼味甘，具清熱涼血、解毒化痰、治熱病煩渴、通乳通經、通絡消腫；惟體質虛寒、容易腹瀉者，不宜過食。

材料 （4人份）

- 絲瓜…1條（約600g）
- 新鮮蓮子…80g
- 嫩薑…10g

調味料

- 花椒…3g
- 鹽…少許

作法

1. 絲瓜洗淨，削皮、切大塊。蓮子洗淨、嫩薑不去皮切絲備用。
2. 用小火略炒花椒至香味釋放。
3. 將絲瓜、花椒、蓮子一同放入蒸皿，置入電鍋。蒸皿內不加水，外鍋放1杯水，起鍋後加入嫩薑絲即可食用。

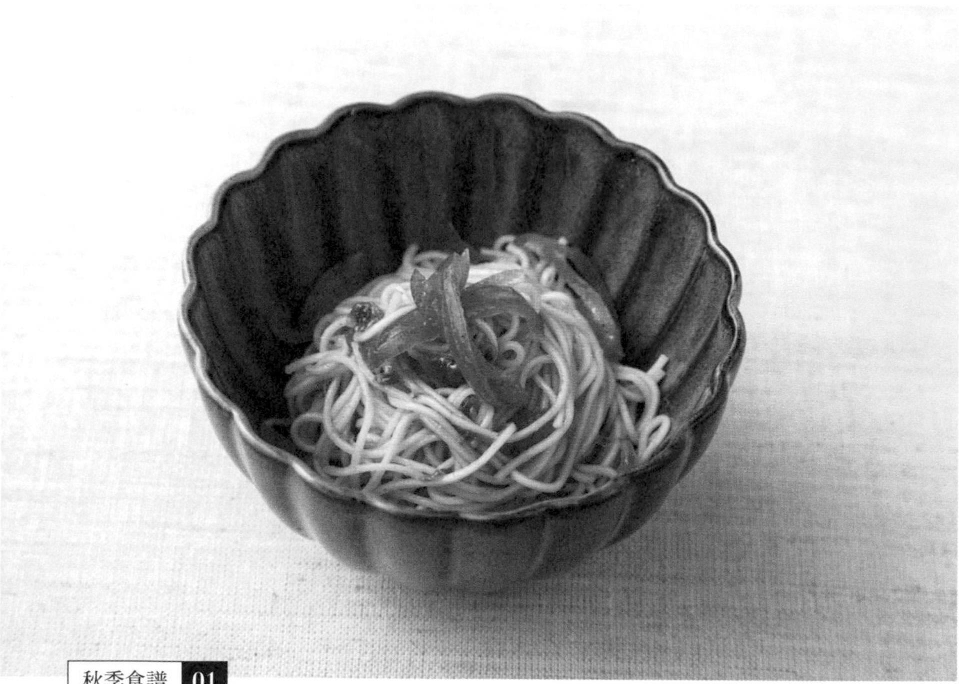

秋季食譜 01

金棗椒麻麵線

功效

金棗味辛甘酸；具止咳、化痰、生津利咽、開脾健胃、解鬱、消食等功效，多吃生痰。果肉熬煮後可加入黑糖薑粉；喜愛肉桂者，可僅以肉桂調味。不過，排寒族建議吃金棗皮就好。

材料（2人份）

- 金棗…適量
- 麵線…2把

調味料

- 香油（或薑麻油）…適量
- 花椒醬（或花椒油）…適量
- 豆酥…少許

作法

1. 金棗取皮，切絲備用。
2. 水煮麵線，待熟撈起，拌入香油、花椒醬、豆酥、金棗皮即成。

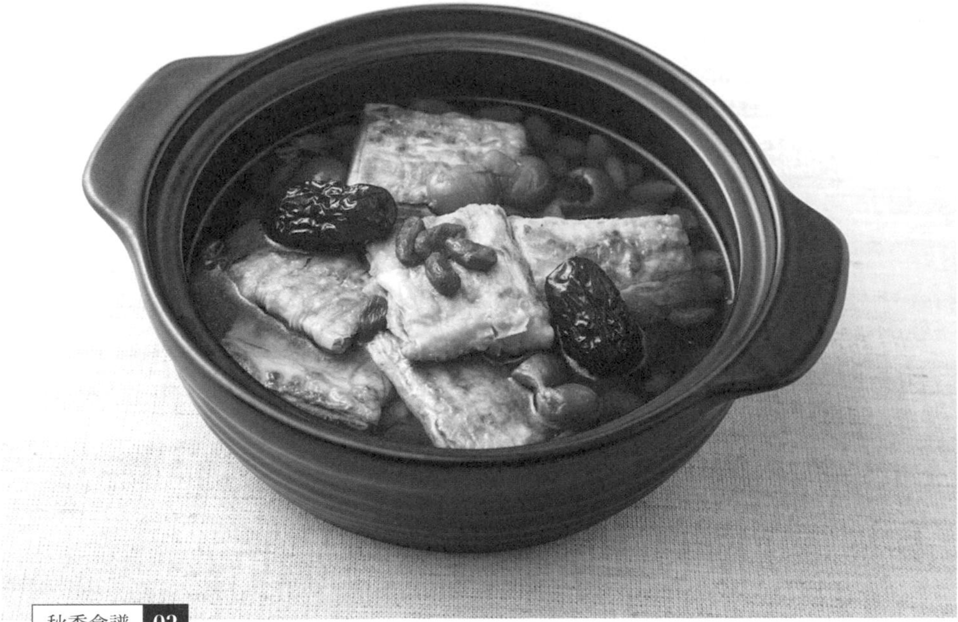

秋季食譜 02

福枸豆皮煮

材料（4人份）

- 豆皮…4片
- 紅棗…6顆
- 枸杞…50g
- 米酒…適量
- 福圓…60g

功效

豆皮佐以補益心脾、養血溫臟的福圓及滋陰固腎的枸杞，秋涼時節食之，有為嚴冬預為儲備的況味；天氣再冷些，或女生經來時，可以加入薑片、薑汁或黑糖同煮。

TIPS
福圓久煮無味，略燜即可釋放香氣，依舊甜蜜可口。

作法

1. 豆皮先微火煸過（熱鍋熱油下豆皮，轉小火煎至雙面上色）。
2. 豆皮加熱開水約800ml，與枸杞、紅棗、米酒同煮。
3. 水滾後關火放入福圓，略燜10分鐘即可食用。

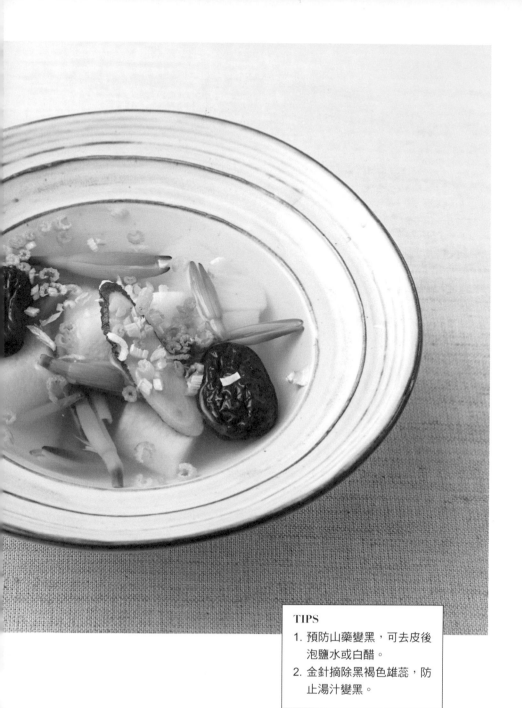

TIPS

1. 預防山藥變黑，可去皮後泡鹽水或白醋。
2. 金針摘除黑褐色雄蕊，防止湯汁變黑。

秋季食譜 03

忘憂湯

功效

忘憂湯健脾、舒肝、養血，具健脾益氣、增進食欲、安眠之功效，產後或病後體虛、心煩不寐，可佐為食療。

材料（4人份）

- 鮮金針…50g
- 山藥…300g
- 紅棗…12顆
- 甘草…3片
- 芹菜…1根

調味料

- 香油…少許
- 鹽…適量

作法

1. 芹菜切粒、紅棗斜切幾刀、山藥洗淨去皮切塊泡鹽水、金針摘除黑褐色雄蕊備用。
2. 把除了芹菜珠之外的所有材料入鍋煮滾，起鍋前依個人口味，加入適量鹽、香油、芹菜珠即可。

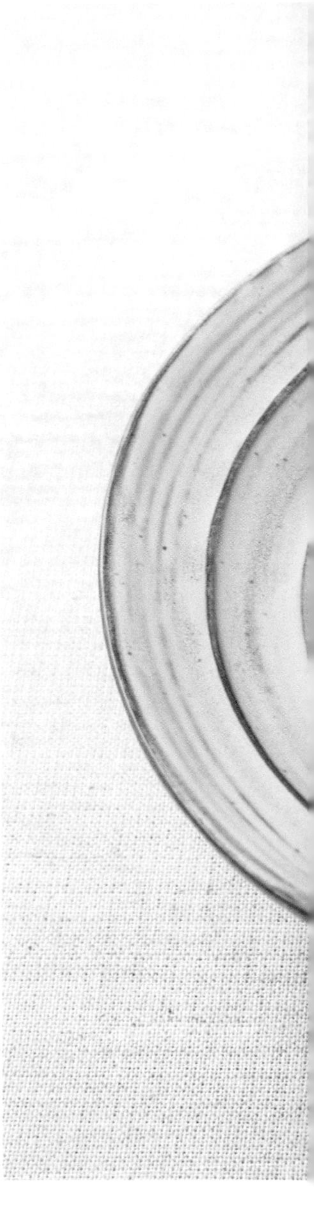

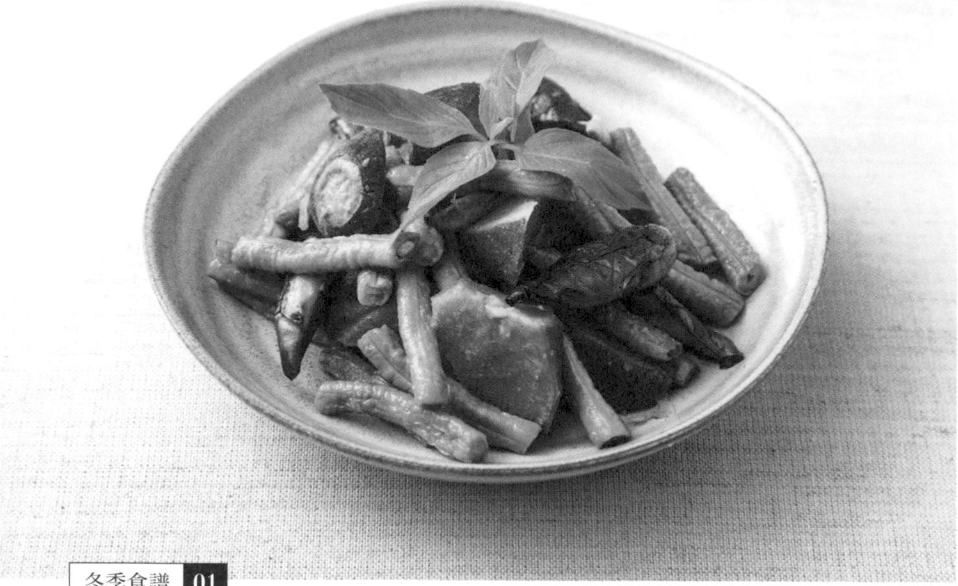

冬季食譜 01

綠咖哩燉紅薯紫茄

功效

紅薯，紫茄及豇豆均能通腸排毒，綠咖哩辛溫益氣，促進消化，秋冬食之，正好下飯。

> **TIPS**
> 茄子烹調時溫度高於95度，即可抑制茄子褐變反應，保持鮮豔紫色。

材料（4人份）

- 紅薯…1個約300g
- 紫茄…1條約160g
- 豇豆…100g

調味料

- 綠咖哩粉…適量

作法

1. 紅薯刷淨不去皮，切滾刀塊放入烤箱烤20分鐘。
2. 茄子切滾刀塊，入滾水略燙備用。
3. 豇豆洗淨切段，下油鍋略炒。
4. 用少量熱水將綠咖哩粉調勻，與紅薯、紫茄、豇豆一同入砂鍋加100ml水燉煮，待湯汁收乾即可。

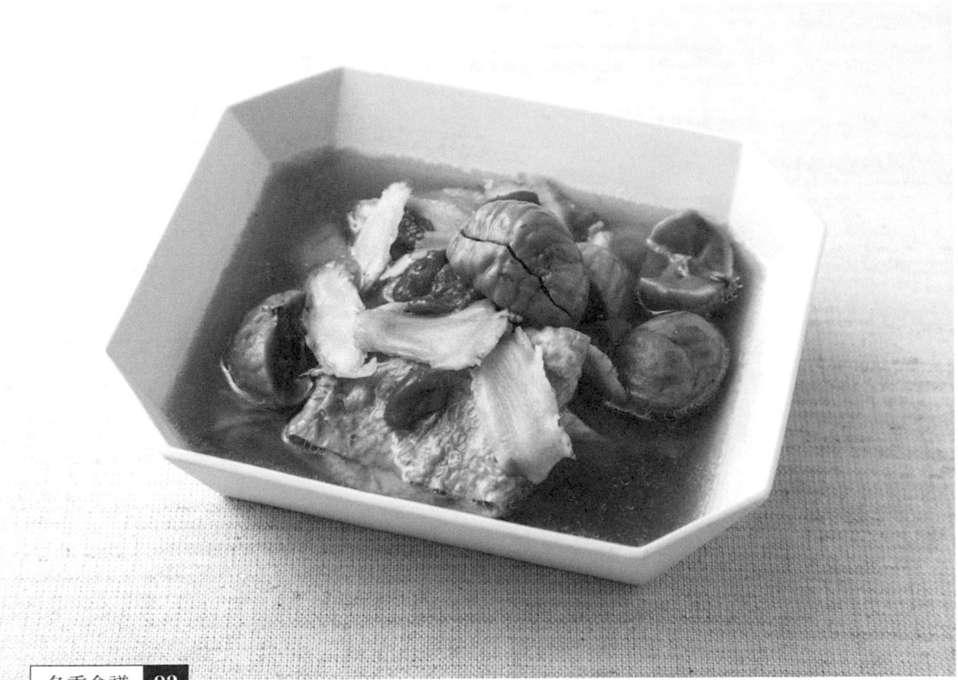

冬季食譜 02

補氣旺旺鍋

材料（4人份）

- 西洋參…5g
- 丁香…5g
- 川芎…5g
- 桂皮…5g
- 枸杞…20g
- 栗子…100g
- 炸豆皮…100g

調味料

鹽…適量

功效

西洋參，味甘、微苦，性涼，具補氣養陰、清火、養胃生津等功效。中陽不足或衰微，及胃溼濁者（易腹瀉者）少用。

作法

1. 栗子洗淨，將西洋參、丁香、川芎、桂皮包入布包備用。
2. 豆皮、栗子與藥材同煲，煮至栗子熟軟，起鍋前添點鹽調味即可。

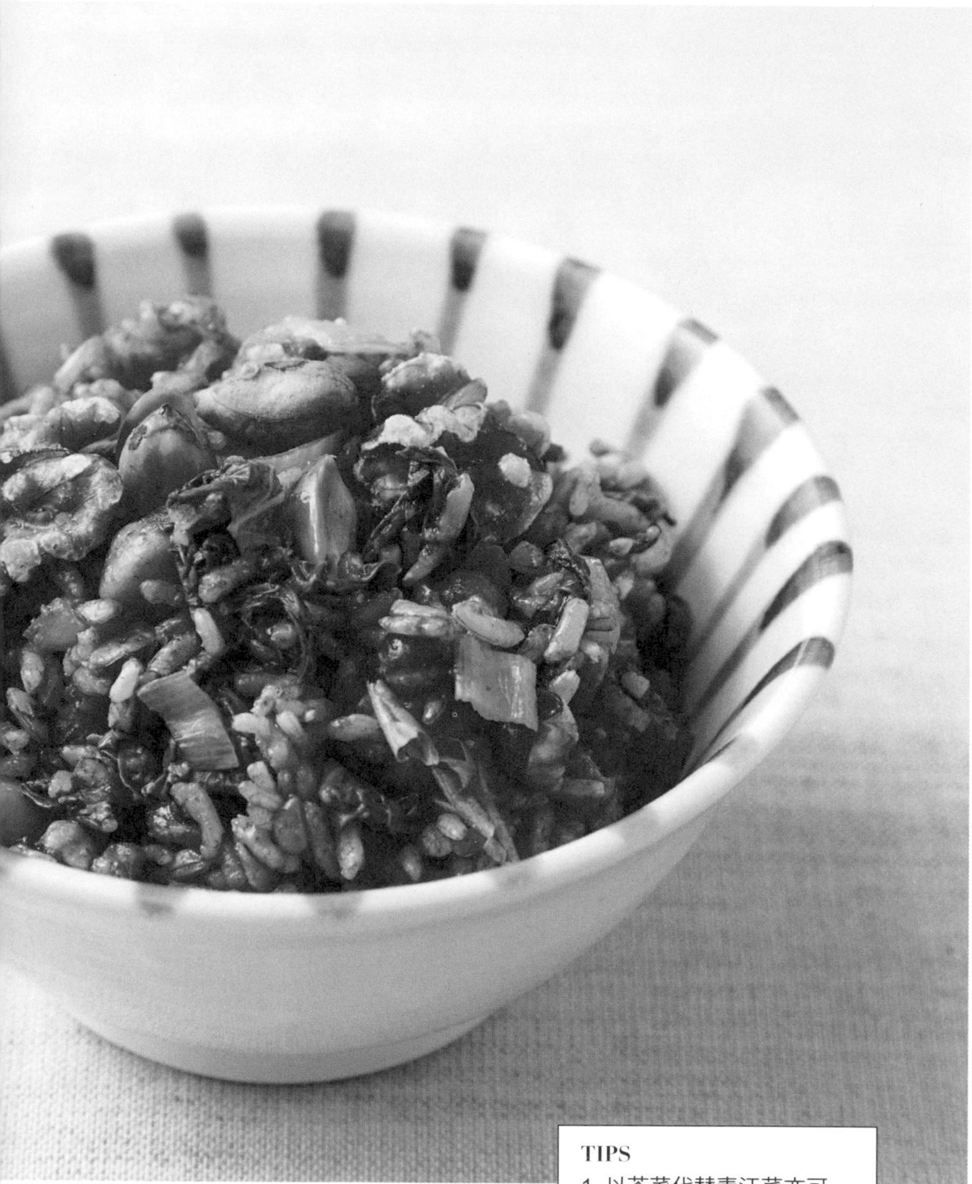

TIPS

1. 以芥菜代替青江菜亦可。
2. 紅麴米適度增色即可，過用恐遺苦味。
3. 內鍋水不宜多放，以免飯粒疏鬆的口嚼感不存。

冬季食譜 03

紅麴菜飯

功效

菜飯是在兼顧營養與方便的前提下，製作出來的餐食，這道應年景的紅麴菜飯，取紅麴色紅豐艷。

材料 （4人份）

- 糙米…250g
- 薏仁…30g
- 芡實…30g
- 雪蓮子…30g
- 乾核桃…30g
- 乾花生…30g
- 紅麴米…30g
- 青江菜…250g

作法

1. 薏仁、芡實、雪蓮子、糙米洗淨泡水，靜置一夜。
2. 前料去水，淘洗乾淨，加入紅麴米及360ml熱開水，依個人慣用鍋具，開始煮飯。
3. 青江菜洗淨切小段、薑洗淨切片備用。
4. 起油鍋，爆香薑片，先放入菜梗，次入菜葉，翻炒至葉軟熟綠盛起備用。
5. 煮好之紅麴飯，拌入炒好的青江菜，讓菜葉與飯同燜約10分鐘。
6. 核桃、花生用烤箱180度烤10分鐘，待菜與飯香相洽、相融，將食之際，灑入烤熟核桃、花生即可。

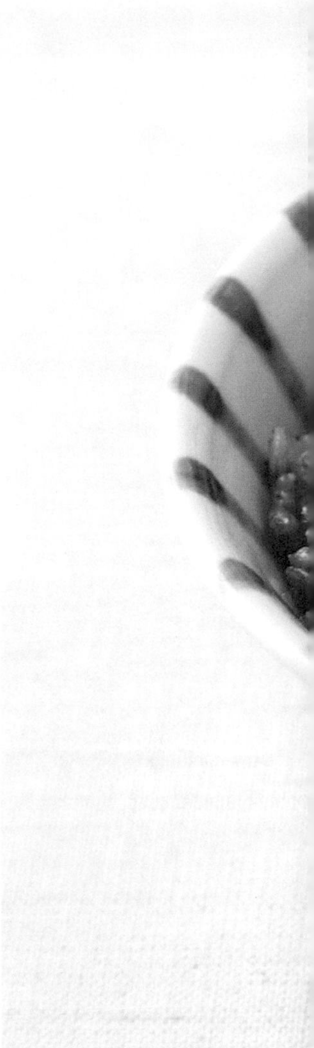

國家圖書館出版品預行編目資料

病從排寒解：22 個自主排寒關鍵，教你從飲食入手，徹底預防新病、根除舊疾、溫養一生！ / 李璧如 著 . -- 初版 . -- 臺北市：三采文化， 2018.11
面；　公分 . --（名人養生館 26）

ISBN 978-957-658-060-4（平裝）
1. 健康法 2. 養身
411.1　　107015447

◎封面圖片提供：
Foxyliam / Shutterstock.com

■有鑑於個人健康情形因年齡、性別、病史和特殊情況而異，建議您，若有任何不適，仍應諮詢專業醫師之診斷與治療建議為宜。

suncolor 三采文化集團

名人養身館 26

病從排寒解

22 個自主排寒關鍵，教你從飲食入手，徹底預防新病、根除舊疾、溫養一生！

作者｜李璧如
副總編輯｜鄭微宣　責任編輯｜劉汝雯　文字編輯｜高靖旻
美術主編｜藍秀婷　封面設計｜李蕙雲　美術編輯｜陳育彤　內頁排版｜新鑫電腦排版工作室
行銷經理｜張育珊　行銷企劃｜周傳雅　專案攝影｜林子茗　食譜示範｜高靖旻

發行人｜ 張輝明　總編輯｜ 曾雅青　發行所｜ 三采文化股份有限公司
地址｜ 台北市內湖區瑞光路 513 巷 33 號 8 樓
傳訊｜ TEL:8797-1234　FAX:8797-1688　網址｜ www.suncolor.com.tw
郵政劃撥｜ 帳號：14319060　戶名：三采文化股份有限公司
初版發行｜ 2018 年 11 月 2 日　定價｜ NT$360
6 刷｜ 2023 年 5 月 10 日

suncoler

suncolor